피곤한 하루를 끝내지 못하고 있는 당신에게

숙면하는 습관

시라하마 류타로 지음
김성혁 옮김

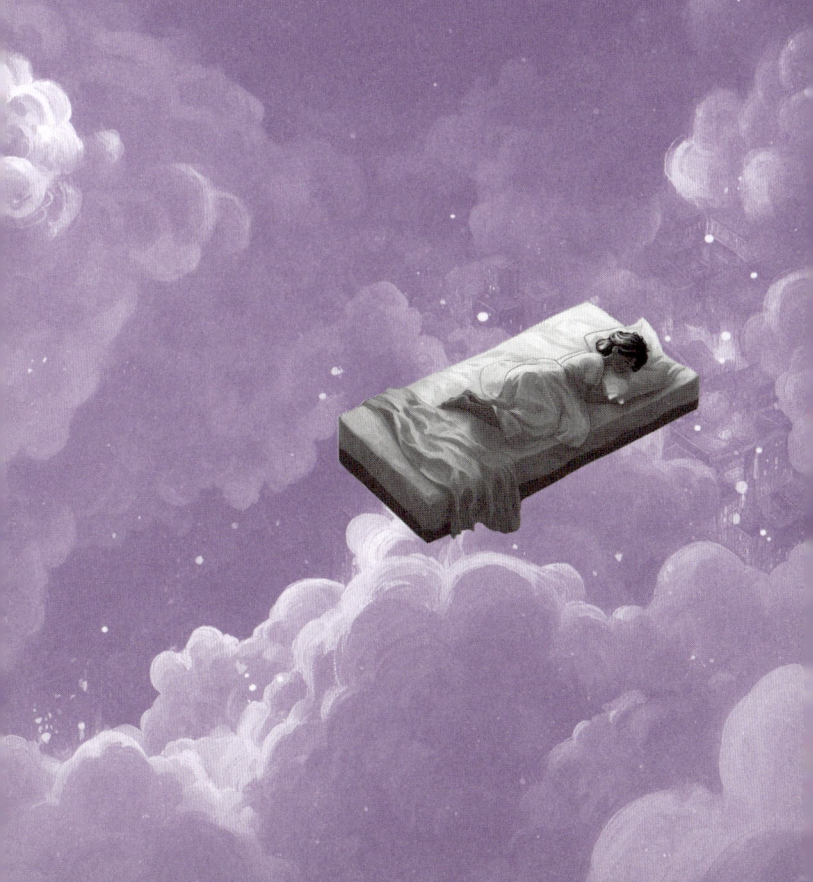

피곤한 하루를 끝내지 못하고 있는 당신에게

숙면하는 습관

시라하마 류타로 지음
김성혁 옮김

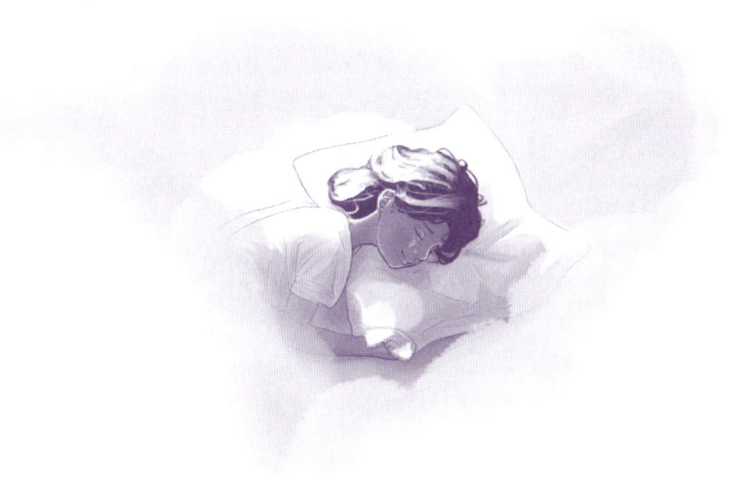

서문

✷

흘러가는 대로 살아가며, 항상 지쳐있지 않으신가요?
과거에는 많은 일을 빠르게 해내는 것을 '효율적이다', '일을 잘한다'고 여겼습니다. 그러나 일과 휴식의 경계가 모호해진 지금, 제대로 휴식하는 방법을 모른다면 몸과 마음이 피폐해질 수밖에 없습니다. 본인 뜻대로 보낼 수 있었을 자신만의 시간조차, 제대로 활용하지 못하는 사람들이 많아지고 있는 것 같습니다.

그냥 졸리면 자면 된다고 생각하고 있다면 큰 착각입니다. 나도 모르는 사이에 자신의 능력을 온전히 발휘할 수 없는 상태가 되어버릴지도 모릅니다.

최근 본인의 상태를 되돌아보며 다음 리스트를 살펴보세요.

> **지난 3일간을 되돌아보며…**
>
> ☑ 잠들기 직전까지 스마트폰을 보고 있다.
> ☑ 불을 켠 채로 잠드는 경우가 많다.
> ☑ 저녁 식사를 밤 10시 이후에 한다.
> ☑ 휴일에 평일보다 1시간 이상 더 잔다.
> ☑ 잠들기 직전에 이를 닦는다.
> ☑ 아침에 일어나도 커튼을 열지 않는다.
> ☑ 양말을 신은 채로 잠든다.
> ☑ 회의 중인데도 졸린다.
> ☑ 전철에 앉자마자 잠들어 버린다.
> ☑ 이불에 들어가도 30분 이상 잠들지 못하는 경우가 있다.
> ☑ 수면 시간이 충분한데도 아침에 개운하게 일어나지 못한다.

몇 가지나 해당되나요?

3가지 이상 해당된다면 '수면의 질'이 나쁘다는 신호입니다. 그렇다고 해서 병에 걸렸다는 것은 아니지만, 이대로 방치한다면 몸과 마음은 반드시 피폐해질 것입니다. 그러면 실력을 발휘하고 싶을 때 발휘하지 못하거나, 하루 종일 의욕이 생기지 않는 등 곤경에 처할 수 있습니다.

제가 운영하는 수면 전문 클리닉에서도 최근 몇 년간 수면 장애를 호소하는 사람들이 크게 늘었습니다. 다들 활기가 없습니다.

몸의 이상을 알아채고 클리닉을 방문한 사람들이 이렇게나 늘었으니, 조금이라도 수면과 관련된 불편을 겪고 있는 사람들은 더욱 많을 것입니다. 이러한 상황을 조금이라도 해결하고자 지금 이 책을 쓰고 있습니다.

애초에 '숙면'이란 무엇인가?

사실 '푹 잔다는 것'을 정의하는 것은 쉽지 않습니다. 극단적으로 말하면, 일상을 자신이 원하는 만큼의 능력을 발휘하며 살아가고 있을 때, '푹 잘 자고 있다=제대로 충전되고 있다'고 말할 수 있을 것입니다.

이를 판단하는 지표로 앞서 말한 '수면의 질'이 있습니다. 이는 '수면 시간'이나 '몇 시에 잤는가'에만 주목하는 기존 지표와는 조금 다른 접근 방식입니다.

인간은 수면 중에 렘수면(REM)과 논렘수면(NREM)이라는 두 종류의 수면 상태를 반복합니다. 이 중 깊은 잠에 해당하는 논렘수면은 3단계로 이루어져 있으며, 이 중에서도 가장 깊은 수면 상태인 '깊은 수면(深睡眠)'은 보통 잠든 지 4시간 이내에 나타납니다.

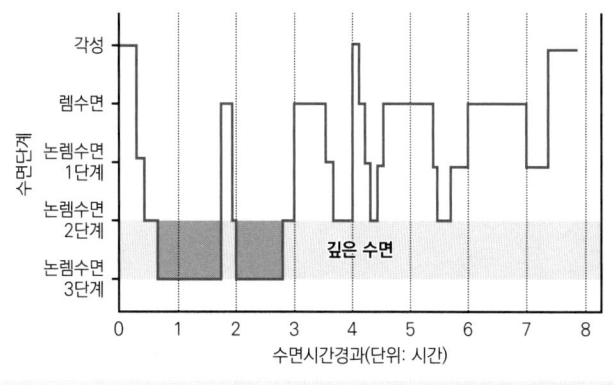

그림. 수면 깊이 그래프

 이 책에서는 깊은 수면을 충분히 취하고(밤에 2회 정도가 이상적), 렘수면과 논렘수면의 비율이 좋은 상태를 '숙면을 취했다'고 표현하겠습니다.

 이러한 상태를 잘 만들어낼 수 있다면, 심신이 충분히 회복되고 퍼포먼스가 향상된다는 사실은 이미 증명되었습니다. 예를 들어 농구 선수의 슛 성공률과 의욕이 향상되었고, 외과 의사의 수술 성공률에 영향을 주었다는 연구 결과가 있습니다.

인간은 브레이크가 없는 자동차와 같다

숙면을 취하는 것과 퍼포먼스는 관계가 깊어 보입니다. 하지만 언제든지 숙면을 취할 수 있는 사람은 그다지 많지 않습니다. 인간은 마치 '브레이크가 없는 자동차'와 같습니다. 갑자기 온 힘을 다해 달려나갈 수는 있어도, 바로 잠드는 것은 어렵습니다. 이 구조를 이해하지 못하면, 언제든지 쉴 수 있다고 생각하고 무리를 하게 됩니다.

그렇기 때문에 숙면을 취하기 위해서는 사전 준비가 필요합니다. 또 다른 이동 수단을 예로 들어보겠습니다. '비행기의 착륙 과정'을 상상해 보길 바랍니다. 비행기가 공중에서 서서히 고도를 낮춰 착륙을 준비하듯이, 우리도 적절하게 단계를 거쳐 잠들 필요가 있습니다.

이를 위해 숙면에 좋은 행동을 숙지하고 습관으로 만드는 것이 가장 중요합니다. 습관이라는 표현에 부담을 느낄 수도 있겠지만, 어려운 것은 하나도 없습니다. 이 책에서 소개하는 방법들은 바로 실천할 수 있는 것들뿐이니 안심하시길 바랍니다. 자신에게 맞는 방법들을 일상 속에서 실천해 나간다면, 누구나 반드시 숙면을 취할 수 있을 것입니다.

잠자고 있는 시간은 '공백의 시간'이 아닌, 낮 동안의 퍼포먼스를 높이기 위한 정비 시간입니다. '자신에게 투자하는 시간'으로 인식한다면, 낮 동안의 상태가 눈에 띄게 달라질 것입니다. 스스로를 확실히 쉬게 하는 습관을 가진다면, 피로도 풀리고 내일이 오늘보다 더 나은 날이 됩니다. 과장이 아니라, 이러한 하루하루가 쌓이면 '인생이 바뀝니다'. 그러한 수면의 가능성을 저는 진심으로 믿습니다.

수면은 단순한 '일상'이 아니라, 자신의 능력을 발휘하기 위한 '삶의 습관'입니다.

한숨 푹 자고, 당신의 인생을 본격적으로 걸어나가 보세요.

시라하마 류타로

역자 서문

✳

아침 일찍 일어나 밤늦게 퇴근하는, 바쁘고 바쁜 현대 사회. '내가 나로 있었던 시간'을 돌이켜보다 아쉬운 마음에 침대를 멀리하는 분들이 많습니다.

'오늘 하루 잘 보낸 것이 맞을까. 이대로 하루를 마무리하기는 아쉬워.'

쉼이 필요했던 그 시간에, 나만의 시간을 보내야 한다며 12시가 넘어서도 브레이크를 밟지 않았던 나날이 떠오릅니다. 굳이 브레이크를 밟지 않아도, 나라는 자동차는 알아서 피곤함을 느끼다가 자연스레 잠에 들 것이라 여겼습니다.

안 그래도 부족한 나만의 시간을 매일같이 앗아가는 피로와 졸음. 피곤하니까 어쩔 수 없이 침대에 누워 보지만, 막상 누워도 잠들기는 쉽지 않습니다. 더 늦게까지 깨어 있다가 기절하듯 잠드는 것이 나을지도 모르겠다는 생각마저 듭니다.

'오늘도 똑같은 밤을 보내게 될까.'

일찍 잠드는 방법에 대해 검색해 보며 출근길에 오르지만, 흔들리는 버스 안에서도 5분 만에 꾸벅거리며 졸고 있는 걸 보면, 잠자는 방법을 몰라서 못 자고 있는 것은 아닌 것 같습니다.

문제는 잠드는 방법이 아닌, 수면에 대한 태도에 있었습니다. **수면은 내일의 내가 후회 없이 활약하기 위해 오늘 할 수 있는 최선의 노력이자 투자입니다.** 수면 첫 4시간 동안의 논렘수면, 특히 2회의 심수면(深睡眠)이 충분해야 농구 선수는 슛을, 외과 의사는 수술을 성공할 확률이 높아진다는 연구 논문들은 수면이 단순히 '버리는 시간'이 아니라 내일의 나를 위한 '투자'임을 명확히 보여줍니다.

내가 온전히 나로 있을 수 있는 시간은 지치고 피곤한 퇴근 후 시간이 아니라, 아침에 눈을 뜰 때부터 시작됩니다. 그리고 수면을 위한 투자 또한 자기 전 몇 시간이 아니라, 눈을 뜰 때부터 시작되어야 합니다.

인간은 브레이크가 없는 자동차와 같아서, 수면을 위해 뇌 기능을 곧바로 끌 수는 없습니다. 따라서 비행기가 서서히 고도를 낮춰 착륙을 준비하듯, '숙면하는 습관'을 들여야 합니다. 잠이 오기만을 기다리는 수동적인 자세를 버리고, 목욕과 식사 시간은 물론 심지어 칫솔질 시간까지 조절해야 비로소 숙면을 취할 자격이 주어집니다.

항상 그래 왔듯이, 공짜 점심, 아니 공짜 숙면은 없습니다. 소중한 것일수록 정당한 대가를 치러야 하는 법입니다.

여기, 2만여 명의 수면장애 환자를 진료해 온 임상의가, 환자와 본인의 수면 습관을 돌이켜보며 얻은 소중한 지식들을 책 한 권에 담아 두었습니다. 저에게 숙면을 선물해 준 이 책이 많은 분들께 행복한 밤을 선사하길 기원합니다.

옮긴이 **김성혁**

목차

서문 • 4

역자 서문 • 10

Prologue

얕은 잠이 당신에게 미치는 손해

열에 약한 뇌세포, 매일 밤의 '쿨다운(cool down)'은 필수! • 18

일본인의 수면 시간은 세계 '최하위' • 22

수면 부족으로 인한 경제적 손실은 1,380억 달러!? • 26

혹시 '마음 방황' 상태는 아닌가 • 29

하루 종일 멍한 상태라면 '숨은 불면증'일지도 모른다 • 32

제1장

의외로 놓치기 쉬운 '숙면 기본 습관'

01. 바쁠수록 수면의 첫 4시간에 집중하라 • 36

02. '생체 시계 리듬'을 유지하는 것이 가장 중요하다 • 40

03. '블루 먼데이'는 뇌를 초기화하면 예방할 수 있다 • 43

04. 중요한 업무나 결정은 기상 4시간 후에 처리한다 • 46

05. 아침 햇살이 '숙면 스위치'를 켠다 • 49

제2장

당신은 평소에 얼마나 푹 자고 있나요?

06. 어질러진 책상, 잦은 짜증은 수면 부족의 신호 • 54

07. 자기 전 스마트폰만 끊어도, 수면의 질은 100% 좋아진다 • 57

08. 자기 직전에 양치질을 해서는 안 된다 • 61

09. 나이와 상관없이, 걱정거리를 안고 있으면 일찍 깬다 • 64

10. 한밤중에 화장실에 가게 되는 진짜 이유 • 68

11. '눕자마자 잠드는 것'은 뇌의 비상 신호 • 71

제3장

숙면하는 몸을 만드는 새로운 습관

12. 자기 전의 '숙면 스트레칭'이 효과가 좋다 • 76

13. 숙면을 하면 면역력이 강화된다 • 80

14. 야근하고 낮잠을 잘 때에는 암막 커튼을 확실하게 친다 • 83

15. 몸 상태가 계속 좋지 않다면 '슬립 테크(Sleep Tech)'를 활용한다 • 87

16. 매일 밤 혈관이 회복되면 혈압은 낮아진다 • 91

17. '잠을 안 자면 살이 찐다'는 건 사실이다 • 94

Pick up! 나에게 맞는 침구 찾기 • 98

제4장

숙면하는 멘탈을 만드는 새로운 습관

18. 잠들지 못하는 4가지 이유를 숙지하자 • 104

19. 수면 후반부에 찾아오는 '렘수면'이 스트레스를 줄인다 • 107

20. '선언 효과'를 활용하면 상쾌하게 기상할 수 있다 • 111

21. 잠이 안 올 때는 담담히 '걱정거리'를 적어본다 • 115

22. 도저히 잠이 안 든다면 과감히 이불 밖으로 • 118

23. 악몽도 신경쓸 필요는 없다 • 121

제5장

낮 시간 졸음을 이겨내는 방법

24. 밤 늦게까지 일하는 것보다는 일찍 자는 편이 압도적으로 좋다 • 126

25. 올바른 낮잠으로 뇌는 극적으로 회복된다 • 129

26. 점심 메뉴를 검토하여 오후의 졸음에 대처하라 • 132

27. 아침 일찍 일어나야 하는 날에는 평소대로 자고 수면 시간을 줄이자 • 135
28. '아침형'인지 '저녁형'인지 자신의 크로노타입을 알아두자 • 138

Pick up! 수면 노트 활용하기 • 142

제6장

잠들기 쉬워지는 작은 '수면 습관'

29. 아침 식단만 바꿔도 밤에 잠이 잘 온다 • 146
30. 잠자는 동안의 회복력을 높이는 3가지 아미노산 • 150
31. 목욕 시간은 취침 시간에서 역산해서 정하자 • 154
32. 양말을 신고 자면 숙면하기 어려워진다 • 157
33. 침실의 실내 온도를 확인하기 • 161
34. '대(大)자' 자세로 체온을 원활히 방출한다 • 164
35. 자기 전 '담배 한 모금'이 뇌를 각성시킨다 • 168
36. 40세가 넘으면 수면 습관을 완전히 바꿔라 • 172

맺음말 • 178

매일 잠들기 전에 되새겨보는 숙면을 위한 10가지 메시지 • 180

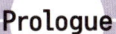

얕은 잠이
당신에게 미치는 손해

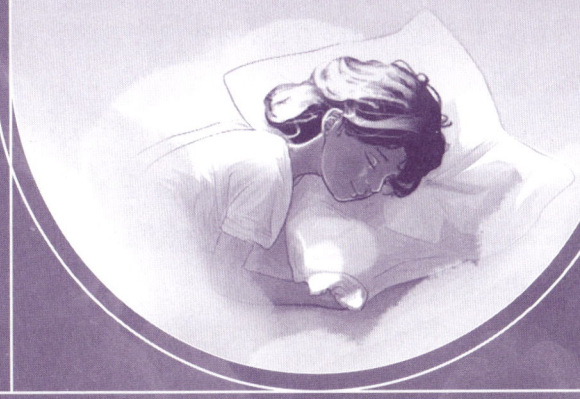

Prologue

열에 약한 뇌세포,
매일 밤의 '쿨다운(cool down)'은 필수!

✳

숙면하는 습관을 알려드리기 전에, 왜 현대인에게 수면이 이토록 중요한지, 그리고 수면 부족이 개인뿐만 아니라 사회 전체에 어떤 영향을 미치는지에 대해 설명하고자 합니다.

애초에, 왜 인간은 잠을 자야만 하는 것일까요?

몸을 움직일 때와 마찬가지로, 뇌도 활발하게 활동하면 많은 에너지를 소비하고 열을 발생시킵니다. 체온도 이에 따라 기상 후 낮 시간까지 급격히 상승하며, 그 결과 뇌는 각성 상태가 됩니다.

그러나 뇌세포는 열에 매우 약하므로 이 상태가 지속되면 과열(overheat)됩니다. 그래서 밤에는 두뇌 활동을 저하시켜 냉각(cool down)할 필요가 있습니다. 이것이 수면이 필요한 가장 큰 이유입니다.

낮 동안 높아진 체온이 밤이 되면서 서서히 낮아지고, 두

뇌 활동도 저하되면서 졸음이 찾아옵니다. 그리고 잠들게 되는데, 그 사이에도 뇌는 중요한 작업을 수행합니다. 그중 하나가 바로 기억의 정착입니다. 인간은 낮 동안 배운 것을 잠자는 동안 확실히 기억하게 됩니다.

또한, 숙면을 통해서만 하루 동안 손상된 신경 네트워크를 회복할 수 있습니다. 짧고 얕은 수면으로는 이 기능이 제대로 작동하지 않으므로, 얻은 정보가 뇌 안에서 정리되지 않거나 기억력이 저하될 수 있습니다. 즉, **뇌는 수면을 통해 냉각 과정을 거치면서 동시에 하루 동안 얻은 기억 정보를 정리하는 것입니다.**

또한, **수면 시간은 '뇌의 노폐물을 배출하는 시간'이기도 합니다.**

예를 들어, 알츠하이머형 치매의 발병과 깊은 관련이 있다고 알려진 아밀로이드 베타라는 특수한 단백질이 있습니다. 이 물질이 뇌에 축적되면 뇌신경 네트워크를 방해하여 결국 기억 장애를 일으킬 수 있습니다. 아밀로이드 베타는 수면 중 림프계의 작용에 의해 체외로 배출된다는 사실이 밝혀졌습니다. 이러한 점에서도 수면이 인간에게 꼭 필요한 것임을 알 수 있습니다.

신체 능력, 집중력, 학업 성적 모두 수면과 연관되어 있다

수면을 통해 신체 능력은 물론, 집중력과 기억력 등 뇌의 퍼포먼스를 향상시킬 수 있습니다.

스탠퍼드 대학에서 남자 농구 선수 11명을 대상으로 수면 시간이 길어지면 경기력에 어떤 변화가 생기는지 조사한 연구가 있습니다. 그 결과, **달리기 시간, 자유투 및 3점슛 성공률, 심지어 선수들의 의욕 상승 등 다양한 항목들이 개선**되었습니다. 또한, 연구 종료 후 수면 시간이 원래대로 돌아오자 선수들의 퍼포먼스도 다시 원래대로 돌아왔습니다. 이는 장시간의 수면이 신체 능력과 집중력을 향상시킨다는 강력한 근거가 됩니다.

하버드 대학 의학대학원에서 진행된 연구[1]에 따르면, 학생 61명을 대상으로 30일간 '수면 일기'를 작성하게 한 후 '수면 습관이 규칙적인 그룹'과 '수면 습관이 불규칙한 그룹'으

---

1 출처: Mah CD, Mah KE, Kezirian EJ, et al. The effects of sleep extension on the athletic performance of collegiate basketball players. Sleep. 2011;34(7):943-50.
Philips AJK, Clerx WM, O'Brien CS, et al. Irregular sleep/wake patterns are associated with poorer academic performance and delayed circadian and sleep/wake timing. Scientific Reports. 2017;7(1) :3216.

로 나누어 학업 성적을 비교했습니다. 그 결과, 후자의 성적이 더 낮은 것으로 나타났습니다. 이는 규칙적으로 숙면을 취하는 것이 학업 성적과 관련이 있다는 것을 보여줍니다.

Prologue

일본인의 수면 시간은 세계 '최하위'

✸

2018년 OECD(경제협력개발기구)에서 가맹국 33개국의 평균 수면 시간을 조사한 결과를 공개하였습니다. 조사에 따르면, 평균 수면 시간이 가장 길었던 국가는 남아프리카공화국으로, 553분(9시간 13분)이었습니다. 반면, 일본의 평균 수면 시간은 442분(7시간 22분)으로, 무려 최하위를 기록했습니다.

이어서 심박계 관련 기업의 조사 결과도 살펴보겠습니다. 전 세계 600만 명의 수면 데이터를 분석한 결과, 아시아와 남미의 수면 시간이 짧으며, 특히 일본은 남녀 모두 수면 시간이 유독 짧다는 점이 눈에 띕니다. 일본의 경우 기상 시간은 평균 수준이지만, 취침 시간이 유난히 늦은 것이 원인으로 보입니다. **즉, 일본인은 세계에서 가장 잠을 못 자는 사람들인 것입니다.**

표 Prologue-1. 각국의 평균 수면 시간(남녀별)

국가	남성	여성	국가	남성	여성
핀란드	7:24	7:45	러시아	7:13	7:26
에스토니아	7:23	7:44	미국	7:11	7:31
프랑스	7:23	7:44	남아프리카	7:11	7:30
오스트레일리아	7:21	7:36	노르웨이	7:10	7:28
네덜란드	7:20	7:41	폴란드	7:09	7:25
벨기에	7:20	7:45	이탈리아	7:03	7:22
캐나다	7:18	7:41	스페인	6:52	7:23
영국	7:18	7:34	중국	6:49	7:11
오스트리아	7:16	7:40	코스타리카	6:49	7:15
독일	7:15	7:36	콜롬비아	6:47	7:10
스위스	7:14	7:38	브라질	6:47	7:12
스웨덴	7:14	7:33	홍콩	6:42	6:59
덴마크	7:14	7:31	이스라엘	6:42	6:51
헝가리	7:14	7:30	일본	6:30	6:40

세계 평균 **남성 7:07** **여성 7:26**

일본의 기상 시간은 남성 6:59, 여성 7:11로 세계 평균(남성 7:06, 여성 7:07)과 비슷한 수준입니다. 하지만 취침 시간은 남성 0:25, 여성 0:24로 세계 평균(남성 23:55, 여성 23:39)보다 늦습니다.

또한, '시간 대비 노동 생산성'(공익재단법인 일본생산성본부의 '노동생산성의 국제 비교 2019')에서 일본(46.8달러)보다 수면 시간이 길었던 핀란드(65.3달러)의 생산성이 더 높았습니다.

'수면 시간을 줄이고, 그만큼 일을 하거나 하고 싶은 것을 더 하고 싶다'고 생각하는 사람도 있을 것입니다. 그러나 무작정 수면 시간을 줄인다면, 결국 수면 부족으로 인해 몸 상태가 나빠질 뿐입니다. 수면이 부족하면 피로가 풀리지 않을 뿐만 아니라 심신의 건강이 악화되고, 오히려 업무 능률이 저하됩니다.

성공한 사람 중에는 쇼트 슬리퍼(short sleeper)가 많다고 알려져 있습니다. 하지만 이는 반드시 그렇다고 할 수 없습니다. 쇼트 슬리퍼란 6시간 미만의 수면 시간으로도 자연스럽게 눈이 떠지고, 하루 종일 졸리지 않으며 아무런 문제없이 활동할 수 있는 사람을 의미합니다.

19세기 프랑스 황제였던 나폴레옹 보나파르트는 군사 독재 정권을 수립하여 나라를 지배하였습니다. 그의 수면 시간은 3시간이었다고 전해지며, 쇼츠 슬리퍼로 세계적으로 유명한 인물입니다. 하지만 최근 연구에 따르면, 실제로는 3시간의 수면 외에도 낮잠이나 쪽잠을 잤다는 설이 제기되어 쇼트 슬리퍼라고 단정짓기는 어렵습니다.

한편, Amazon 창업자 제프 베조스는 '8시간을 자면 하루 종일 좋은 컨디션을 유지할 수 있다'고 말합니다. Apple CEO 팀 쿡은 7시간 수면을 취한다고 알려져 있으며, Microsoft 창업자 빌 게이츠도 하루 7시간 수면을 유지한다고 합니다. SpaceX를 설립한 일론 머스크는 6시간 정도의 수면을 취하지만, 이를 쇼트 슬리퍼로 보기는 어렵습니다. 즉, **세계적으로 유명한 경영자 중 다수는 아무리 바쁘더라도 충분한 수면 시간을 확보하고 있습니다.**

Prologue

수면 부족으로 인한 경제적 손실은 1,380억 달러!?

✳

'요즘 자주 감기에 걸린다.'
'왠지 모르게 우울하다.'
'피부 상태가 나빠진 것 같다.'
이런 신체적 이상을 느끼고 있다면, '수면 부채'가 원인일지도 모릅니다.

수면 부채란, 빚처럼 점점 쌓여 가는 수면 부족 상태를 의미합니다. **수면 부채가 쌓이면 면역력이 저하될 뿐만 아니라, 여러 가지 신체적·정신적 불편을 초래할 수 있습니다.** 또한 집중력이 떨어져 사소한 실수를 반복하게 되고, 업무 능률도 현저히 저하됩니다.

'프리젠티즘(presenteeism, 질병 출근)'이라는 말을 들어본 적이 있나요? 이는 '결근(absenteeism)'에 대응되는 개념으로, **'출근은 했지만 건강 문제로 인해 본래의 업무 능력을 발휘하지**

못하는 상태'를 뜻합니다.

미국에서는 프리젠티즘으로 인한 경제적 손실이 연간 약 1,500억 달러(약 200조 원)에 달한다고 합니다. 2016년 미국의 싱크탱크인 랜드 연구소의 조사에 따르면, **일본에서 프리젠티즘으로 인해 발생하는 경제적 손실은 1,380억 달러(약 18.3조 엔)에 이른다고 합니다.**

수면 부채를 갚는 것을 게을리한다면 어떻게 될까요? 잠을 안자고 버텨서 세계 기록을 세운 사람이 있습니다. 1964년에 미국의 남자 고등학생이 264시간 12분(11일과 12분)간 잠을 자지 않았습니다. 그러자 권태감을 시작으로 과대망상, 환각, 언어 장애, 심각한 기억력 저하 등의 증상을 겪었습니다. 심지어 간단한 산수 문제도 풀지 못할 정도였습니다. 15시간 정도 수면을 취한 후에는 정상으로 회복되었고, 후유증은 없었다고 합니다.

생명체에게서 수면을 완전히 박탈하면 어떻게 되는지 알아보기 위해 진행된 생쥐 연구도 살펴봅시다. 생쥐를 강제로 잠들지 못하게 하니, 식사량은 증가했지만 체중은 오히려 감소했습니다. 시간이 지날수록 체온이 떨어졌고, 결국 수 주 내에 사망하고 말았습니다. 사망 원인은 명확히 밝혀지지 않았지만, 수면 부족이 생명에 치명적일 수 있음을 보여주는 연구였습니다. 즉, **수면은 그 어떤 일보다도 우선되어야 할 일**

인 것입니다.

그렇다면 수면 부채는 어떻게 갚으면 좋을까요?

일부 사람들은 '휴일에 몰아서 자기'로 수면 부채를 갚으려고 합니다. 그러나 아쉽게도 수면 저축은 불가능합니다. 오히려 생활 리듬이 흐트러져 수면의 질이 더욱 악화될 가능성이 큽니다.

수면 부채를 갚기 위해서는 생활 전반을 되돌아보고, 매일 조금씩 갚아나가야 합니다. 예를 들어, 야근으로 1시간의 수면 부채가 발생했다면, 다음 날의 스케줄을 조정해서 1시간 더 자는 식으로, 그 주 안에 되도록 갚도록 합시다. 단, 수면 보충은 하루 2시간 이내로 제한하는 것이 바람직합니다.

또한 휴식 시간에 15분 정도의 낮잠을 자는 것도 추천합니다. 낮잠은 피로 회복과 집중력 향상에 도움이 됩니다. 낮잠의 효과를 극대화하려면 낮잠 전에 디지털 디톡스를 하거나, 눈 주위를 온찜질하는 것도 좋습니다. 또한, 낮잠을 자기 전 카페인을 섭취하면, 더욱 상쾌하게 잠에서 깰 수 있습니다.

단, 최근 연구에 따르면 30분 이상 낮잠을 자면 '대사증후군(metabolic syndrome)'의 위험이 증가할 수 있다고 하니, 낮잠을 너무 오래 자는 것은 피하는 것이 좋습니다.

Prologue

혹시 '마음 방황' 상태는 아닌가

✳

불면증도 없고, 매일 큰 어려움 없이 잠드는 사람도 많습니다. 그러나 그런 사람들조차 편리해진 세상 때문에 알게 모르게 깊이 잠들기 어려운 몸이 되어버렸을 가능성이 있습니다.

실제로 제가 운영하는 클리닉에는 '마음 방황(mind wandering)' 상태로 인해 수면 장애를 겪는 환자가 점점 늘어나고 있습니다.

'마음 방황'이란, 말 그대로 '마음이 이곳저곳을 떠도는 상태'를 뜻합니다. 예를 들어, 일을 하면서 다음 주 일정을 떠올리거나, 설거지를 하다가 문득 어제 있었던 기분 나쁜 일을 떠올렸던 적이 있을 것입니다.

사실, 인간의 뇌는 단 50% 정도만 현재의 일에 집중하고 있으며, 나머지 부분은 과거와 미래에 대해 생각하고 있다고 합니다. 지루하거나 피로감을 느낄 때 특히 그러하며, 어느 정도는 인간의 창의성에 기여합니다. 그러나 최근 연구에 따르면 이 상태가 오래 지속되면 부정적인 감정을 유발할 수 있습니다. 현대 사회에서는 이런 상태에 빠지는 사람이 점점 증가하고 있고, 그 원인 중 하나로 스마트폰이 지목되고 있습니다.

수면과 스마트폰의 관계를 살펴봅시다. '블루라이트가 눈과 뇌에 좋지 않으니, 자기 전에는 스마트폰을 멀리해야 한다.' 이런 말을 들어본 적이 있을 것입니다. 이는 옳은 지적입니다. 블루라이트는 뇌의 시상하부에 영향을 미쳐, 수면을 촉진하는 멜라토닌이라는 호르몬의 분비를 억제합니다.

그러나 블루라이트보다는, '마음 방황'을 야기한다는 점에서 스마트폰이 수면에 미치는 영향이 크다고 생각합니다.

예를 들어, 과거에는 출장을 갔다 오면 회사에 돌아와서야 메일을 확인할 수 있었습니다. 그러나 지금은 이동 중에도 스마트폰으로 메일을 확인할 수 있습니다. 그리고 한번 메일을 보기 시작하면, '답장을 해야 한다'고 생각하게 됩니다. 또한 SNS에 올라온 타인의 게시물을 보거나, 뉴스 사이트 등에서 다양한 정보를 얻습니다. 즉, 편리한 스마트폰 때문에, 무언가를 하면서도 다른 일을 생각을 하는 것이 일상이 되었습니다.

업무 능력이 뛰어난 사람일수록 새로운 정보를 접하는 순간 '다음은?', '그 다음은?' 하며 그 다음 행동에 대한 생각을 하게 됩니다. 그러나, 이렇게 여러 가지 일을 동시에 처리하는 '멀티태스킹'을 추구하는 것이 어떤 의미가 있을까요. '나는 일을 잘하고 있다'고 착각하는 사이에 몸과 마음은 망가져갈 뿐입니다.

눈앞에 놓인 업무들을 처리하느라 많이 바쁘겠지만, 잠시 멈춰 서서 자신이 '마음 방황 상태'가 아닌지 살펴보길 바랍니다. 바로 여기서부터 **'숙면을 위한 마음 준비'**가 시작됩니다.

Prologue

하루 종일 멍한 상태라면
'숨은 불면증'일지도 모른다

✶

만성적으로 수면이 부족한 사람은 자신의 역량을 100% 발휘하지 못하고 있음에도 그 사실을 깨닫지 못하는 경우가 많습니다. 능력을 충분히 발휘할 수 있음에도 불구하고, 수면 부족으로 인해 그것을 활용하지 못한다면 정말 안타까운 일이겠죠.

최근 비즈니스 업계에서도 수면 부족으로 인한 업무 능력 저하와 그에 따른 경제적 손실을 방지하는 방법에 대한 논의가 활발해지고 있습니다.

앞서 말했듯이, 프리젠티즘으로 인한 일본의 경제 손실은 약 18.3조 엔(1,380억 달러)에 달합니다. 그 주요 원인으로는 **어깨 결림, 요통, 두통, 위장 장애, 경도의 우울증, 알레르기(꽃가루 등) 등**이 있습니다. 이런 증상들은 언뜻 보면 수면과 무관해 보이지만, 사실은 **양질의 수면만으로도 상당 부분 개선**

될 수 있습니다.

　수면에 시간을 할애하지 못하는 사람이라도 걱정할 필요는 없습니다. 수면의 양이 부족하다면 수면의 질을 향상시켜 대처하면 됩니다. 그리하면 생활 리듬이 깨지면서 기능이 저하된 자율신경도 정상화되어 본래의 기억력, 커뮤니케이션 능력, 판단력, 집중력을 되찾을 수 있을 것입니다. 이번 기회를 통해 수면에 대한 생각을 바로잡고 더 나은 삶을 살아갑시다.

　'젊을 때는 밤을 새워도 멀쩡했는데, 요즘은 충분히 자도 피곤하다.' 30, 40대가 되면서 이런 고민을 하는 사람들이 많습니다. 그 이유는 수면의 질이 저하되었기 때문입니다. 특히 **숙면을 위해서는 '초반 4시간 동안 깊은 잠에 드는 것'이 가장 중요합니다.** 한 번에 바닷속 깊이 잠수하듯 깊은 잠에 빠졌다가, 그 뒤로는 얕은 잠과 비교적 깊은 잠을 번갈아 반복하며, 얕은 수면 상태 속에서 아침을 맞이하는 것이 중요합니다. 이와 같이 수면 초반에 깊은 잠을 잘 수 있다면, 아침에 더욱 상쾌하게 일어날 수 있습니다.

　반면, 초반에 깊은 잠을 자지 못했다면, 밤새 얕은 수면을 반복하다가 아침을 맞이하게 됩니다. 뇌는 여전히 깊은 수면을 원하기 때문에 새벽이 되어도 피로가 풀리지 않습니다. 그 결과, 피로도 풀리지 않고 아침이 상쾌하지 않습니다.

　본인은 충분히 잤다고 생각하지만, 업무와 바쁜 개인 일정 등으로 생활 리듬이 흐트러져 수면의 질뿐만 아니라 양마저 부족해져 있을 가능성이 있습니다. 그런, 이른바 '**숨은 불면증**'을 겪고 있는 사람이 많이 있습니다.

또한, 아침에 일어나고 나서도 좀처럼 졸음이 가시지 않고 멍한 상태가 지속되는 것을 '수면 관성'이라고 합니다. 이는 눈은 떴어도, 뇌는 아직 잠에서 덜 깨어 있는 상태입니다. 상쾌하게 눈을 뜨지 못하여 피로하고 몸이 무겁게 느껴지는 것입니다. 수면 관성이 나타난다는 것은, 숙면을 취하지 못했다는 신호입니다.

지금까지 우리는 수면이 얕아질 때 발생하는 다양한 문제점들을 살펴보았습니다.

이제부터는 푹 자기 위한 구체적인 습관들을 알아보도록 하겠습니다.

제**1**장

의외로 놓치기 쉬운 '숙면 기본 습관'

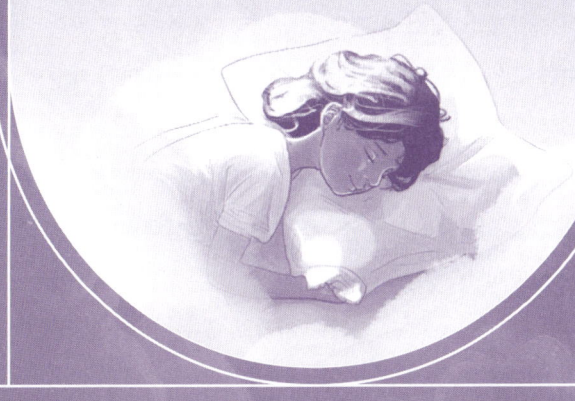

Routine 01

바쁠수록
수면의 첫 4시간에 집중하라

✳

이 책의 서두에서도 말씀드린 것처럼, 수면은 크게 렘(REM)수면과 논렘(NREM)수면으로 나눌 수 있습니다.

렘(REM)이란 수면 중에 일어나는 안구의 급속 운동을 뜻하며, 이 운동이 나타나는 시간을 렘수면이라 합니다. 몸은 쉬고 있어도 뇌는 활발하게 활동하면서 하루 동안 습득한 정보를 정리 및 저장합니다. 다양한 정보가 뇌 안에서 정리됨으로써 스트레스 해소 효과도 있습니다. 또한, 꿈을 꾸는 것도 렘수면 동안에만 가능합니다. 얕은 수면 상태이기 때문에 빛과 소리 등의 자극으로 쉽게 깰 수 있습니다.

한편, 뇌와 몸 둘 다 쉬는 상태가 논렘수면입니다. 안구 운동도 줄어들며 깊은 수면으로 들어간 상태입니다. 수면의 깊이에 따라 4단계로 나뉘며, 가장 깊은 수면을 심수면(深睡眠) 혹은 서파(slow-wave) 수면이라고 부릅니다. 이 심수면의 유무가 수면의 질을 크게 좌우합니다.

특히 '**잠들고 나서 4시간 이내에 심수면을 취할 수 있었는가**'가 중요합니다. 렘수면과 논렘수면은 잠든 후 아침까지 4~5회 반복되지만, 그중에서도 가장 심수면을 취하기 쉬운 시점은 1, 2회 차 논렘수면입니다. '4시간 이내'를 강조하는 이유가 바로 여기에 있습니다.

이 시점에서 심수면을 취했다면 수면의 질은 보장된 것이나 다름없습니다. 반대로, **잠든 후 4시간 이내에 심수면을 취하지 못했다면, 아무리 수면 시간이 길어도 심신의 피로가 풀리지 않아 아침이 개운하지 않습니다.**

수면 시간이 충분한데도 잠이 얕아 아침이 힘든 경우, 자율신경에 문제가 생긴 것일 수도 있습니다. 자율신경은 교감신경과 부교감신경으로 나뉘는데, 긴장이 풀리는 저녁에서 밤 사이에는 부교감신경이 우세해집니다. 그러나 교감신경이 우세하여 몸이 긴장해 있다면 잠들기 어렵고 숙면을 취할 수 없습니다.

또한, 심부 체온(내장 등의 체온)이 밤이 되었음에도 떨어지지 않았을 가능성도 있습니다. 인체는 그림 1-1과 같이 **심부 체온이 올라가면 활동이 활발해지고, 내려가면 졸림을 느끼는 메커니즘**을 가지고 있습니다. 저녁 이후 심부 체온이 조금씩 떨어지며 졸음이 오게 되는데, 이 리듬이 깨지면 수면의 질이 점점 나빠집니다.

바쁜 일정으로 인해 수면 시간을 충분히 확보하기 어렵다면, 수면의 질을 높이는 수밖에 없습니다. 특히, **수면 주기 초반에 등장하는 논렘수면에서 깊은 잠을 잘 수 있도록 최선을 다해야 합니다.**

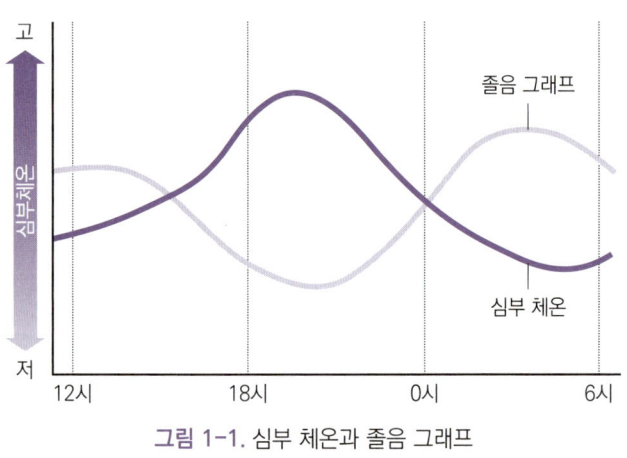

그림 1-1. 심부 체온과 졸음 그래프

그럴 경우, 수면 시간이 짧더라도 크게 걱정할 필요는 없습니다. 오래 잘 수 없다는 사실을 받아들이고, '나는 앞으로 깊은 수면을 취하면 된다'라고 생각하며 안심하고 주무시면 됩니다. 짧은 시간이라도 심수면을 취할 수 있다면 수면의 질은 보장됩니다. 수면에 도움이 되도록 향기나 음악의 힘을 빌

려 자율신경을 조절하거나, 식사와 목욕을 통해 심부 체온을 조절하는 방법도 있습니다. 제6장에서 '입면(入眠) 습관'에 대해 자세하게 소개하고 있으니, 꼭 시도해보시기 바랍니다.

Routine 02

'생체 시계 리듬'을 유지하는 것이 가장 중요하다

✺

인간의 생체 시계 리듬을 살펴보면, 일반적으로 오후 2시와 밤 2시경이 가장 졸리는 시간대입니다. 이를 고려하면, **잠을 자기 어려운 시간대는 뇌가 활발하게 활동하는 오전 10시부터 점심시간까지, 그리고 오후 6시부터 10시경입니다.** 이 시간대를 전문 용어로 **'수면 금지대'** 혹은 **'각성 유지대'**라고 합니다. 이 시간대에 취침하는 것은 바람직하지 않습니다.

지구상에 존재하는 모든 생명체는 태어날 때부터 **'생체 시계'**를 갖고 태어납니다. 생체 시계란 '본능적으로 특정 시간대에 어떠한 행동을 하고 싶어 하는 약 24시간 주기의 리듬'을 뜻하며, **'서카디안 리듬**(circadian rhythm)'이라고도 불립니다. **밤이 되면 졸음이 오고 아침이 되면 눈이 떠지는 것은 서카디안 리듬 때문입니다.** 자율신경의 변화, 체온 변화, 호르몬 분비 변화 등도 이 리듬을 기준으로 합니다.

이 리듬을 매일 초기화하여 조절하는 역할을 하는 것이 바로 햇빛입니다. 서카디안 리듬의 주기는 지구의 자전 주기보다 약간 길기 때문에, 이를 초기화하지 않으면 취침 시간이 점점 늦어지게 됩니다.

자기 전에 스마트폰이나 TV를 시청하면, 화면에서 나오는 블루라이트가 뇌의 송과체를 자극하여 수면 호르몬인 멜라토닌의 분비를 억제합니다. 이는 생체 시계를 망가뜨려 '자고 싶어도 못 자는 상태'를 만듭니다. 이러한 상태가 지속되면 수면위상지연증후군(delayed sleep phase syndrome, DSPS)으로 이어지고, 아침에 일어나는 것이 점점 어려워집니다.

전철에서 쪽잠을 자는 것을 참아야 한다

전철에 앉아 있을 때 졸음이 오는 이유는, 귀 속 전정기관이 느끼는 '전정 감각'에 영향을 받기 때문입니다. 전정 감각은 중력과 속도 등으로 머리의 기울기와 신체의 진동을 감지하는 역할을 하며, 상행성 망상활성계(reticular activating system, RAS)라고 불리는 뇌의 신경계통을 자극합니다. 몸이 크게 흔들리면 상행성 망상활성계에 강한 자극을 가하여 뇌를 각성시키고, 자잘한 흔들림에는 가해지는 자극이 약해져 뇌를 각성시키지 않습니다. 전철을 타고 있을 때 느껴지는 흔들림은 리드미컬하고 자잘한 진동이므로 졸음을 느끼게 됩니다.

2015년 도쿄공업대학의 이노 노리오(Inou Norio) 교수가 발표한 연구에 따르면, 주파수 1 Hz(1초에 1번의 흔들림)로 흔들리는 전철 구간에서 유독 졸음을 느끼기 쉽다는 사실이 밝혀졌다고 합니다. 이는 마치 요람 속에서 흔들리는 것과 같은 효과를 주어, 주변 소음에도 불구하고 쉽게 잠들게 만듭니다.

하지만 아무리 기분이 좋더라도 **퇴근길 전철에서 쪽잠을 자는 것은 추천하지 않습니다. 본래 자야 할 시간대에 잠이 오지 않게 될 가능성이 크기 때문입니다.** 코로나19 팬데믹 이후, 자택 근무를 하는 사람 늘어나면서 통근 전철에 탈 기회는 줄어들었을지 몰라도, 지금도 매일 전철에 몸을 맡기고 출퇴근을 하는 분들이 있을 것입니다. 부디, **퇴근길 전철에서만이라도 쪽잠을 자는 걸 참아보길 바랍니다.** 처음부터 좌석에 앉지 않는 편이 좋을 수도 있습니다.

Routine 03

'블루 먼데이'는
뇌를 초기화하면 예방할 수 있다

'사자에 씨[1] 증후군'이라는 말을 들어 보신 적이 있을까요?

이는 일요일 저녁에 TV 프로그램인 '사자에 씨'의 엔딩 곡을 듣고 '아아, 또 우울한 월요일이 시작되는구나'라며 암울한 기분이 드는 것을 뜻합니다.

이는 세계 공통으로 느끼는 감정으로, 영어로는 'Blue Monday'라고 합니다.

그 원인은 단순히 요일 때문만이 아니라, **주말 동안 밤을 새우거나 늦잠을 자면서 생활 리듬이 깨지기 때문입니다.**

서문에서도 언급했듯이, 평일의 수면 부족을 주말에 보충

---

[1] 역자주: 매주 일요일 저녁 6시 30분에서 7시까지 후지 테레비에서 방영 중인 일본 애니메이션. 일요일을 마무리한다는 점에서, 한국의 KBS 개그콘서트와 유사하다 할 수 있다.

하려고 늦잠을 자는 것은 효과적이지 않습니다.

오히려 과도하게 잠을 자면 뇌혈관이 확장될 뿐만 아니라 근육도 이완되기 때문에 혈류에 이상이 생기고 전신 영양 공급에 문제가 생깁니다. 이러한 상황이 신체에 부담이 되므로 피로가 축적되어 기분이 쳐지고 권태감을 느끼게 됩니다.

게다가 주말 늦잠은 '**사회적 시차증**(social jet lag)'을 유발합니다. 사회적 시차증이란 직장과 학교 등 **사회적 제약이 있는 평일과, 수면에 대한 제약이 없는 휴일의 수면 패턴의 차이로 발생하는 시차 증상**을 의미합니다.

의학적으로는 평일과 휴일의 수면 중앙값을 비교하여 사회적 시차증 여부를 판단합니다. 평일 밤 1시에 잠들어 아침 7시에 일어난다면, 중앙값은 아침 4시. 휴일 밤 2시에 잠들어 낮 12시에 일어난다면 중앙값은 아침 7시. 시차는 7에서 4를 뺀 3시간입니다. 이렇게 평일의 평균 중앙값과 휴일의 평균 중앙값을 비교함으로써, 1주일의 시차를 알 수 있습니다.

일반적으로 시차가 2시간 이내라면 허용 범위이므로 일상생활에 큰 지장은 없습니다. 그러나 **시차가 2시간을 넘어가면 몸에 부담이 됩니다.** 이것이 바로 휴일 다음 날 멍한 상태가 되는 이유입니다.

또한, 사회적 시차가 길어질수록 BMI(체중과 키로 측정하는 비만 지수)가 높아진다는 지적도 있습니다. 따라서 주말에도 평일과 같은 시간에 자고, 같은 시간에 일어나는 것이 바람직합니다. 늦잠을 자고 싶다면, 취침 시간을 일정하게 유지하면서 기상 시간을 1~2시간 정도만 늦추는 것이 좋습니다.

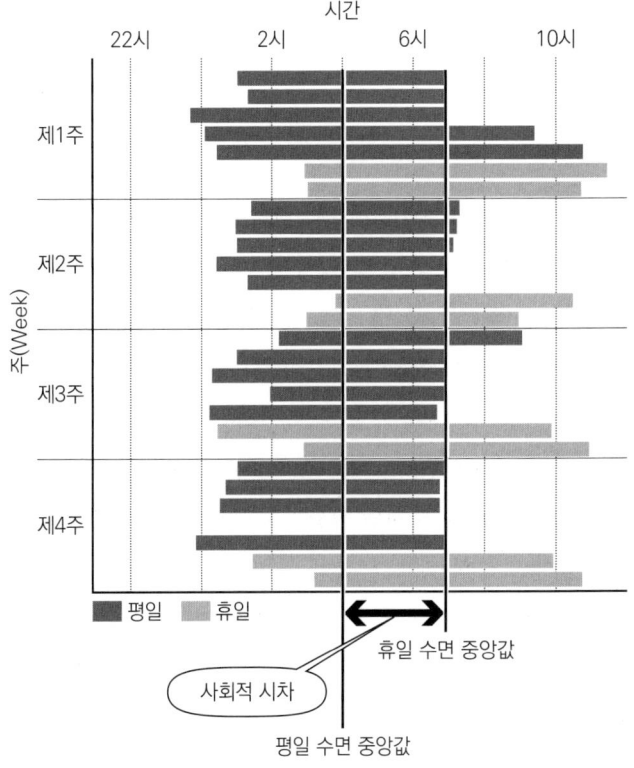

그림 1-2. 사회적 시차증(social jet lag)

출처: Curr Biol. 2012 May 22;22(10):939-43.suppl Figure S1을 변형

Routine 04

중요한 업무나 결정은 기상 4시간 후에 처리한다

✺

아침에 졸음을 깨우기 위해서는 햇빛과 같은 강한 빛을 충분히 쬐는 것이 무엇보다 중요합니다. 잠에서 깬 직후의 인간의 몸은, 지금 막 시동을 건 자동차와 같습니다. 이때, 우리 몸속에서 작동하는 자율신경의 균형은 '가속 페달', 즉 활발한 활동을 담당하는 교감신경보다도, '브레이크' 역할을 하여 신체 기능을 쉬게 하는 부교감신경이 우세한 상태입니다.

그렇다면, 어떻게 하면 원활하게 교감신경이 우세한 상태로 전환할 수 있을까요?

이를 위해 필요한 것이 바로 **강한 빛 자극**입니다. 강한 빛이 신호가 되어 수면 호르몬인 멜라토닌의 분비가 억제되므로 졸음이 줄어들고, 교감신경이 우세한 상태로 전환되기 쉬워집니다. 이 메커니즘은 외부에서 들어오는 햇빛에 의해 작동합니다.

기상 후 3,000 lux 이상의 빛을 10분 정도 쬐는 것을 추천합니다. 건물 밖의 직사광선은 10만 lux, 베란다는 3,000~5,000 lux이므로 기상 후 5분 정도 창가나 베란다에서 스트레칭을 하는 것이 좋습니다.

아침 동안 충분히 햇빛을 쬐면 생체 시계가 조정된다는 것도 중요한 포인트입니다. 직접 햇빛을 쬐지 않더라도, 강한 빛을 보는 것만으로도 효과가 있습니다. 비 오는 날이나 재택근무로 외출하지 않는 날에는, 기상 후 4시간 이내에 창문 밖 경치를 바라보는 것만으로도 생체 시계를 조정할 수 있습니다.

인간의 뇌는 기본적으로 '**일어난 후부터 시간이 지날수록 활동이 둔해진다**'는 특징이 있습니다. 기상 직후에는 엔진이 충분히 회전하지 못하지만, 조금만 지나면 급격하게 RPM이 올라가 활발하게 작동하기 시작합니다. **이 고점은 기상 후 약 4시간 후로, 생각보다 빨리 도달합니다.** 예를 들어, 오전 7시에 일어나는 사람이라면, 오전 11시 전후가 뇌가 최고 성능을 발휘하는 시간입니다.

푹 자고 난 다음 날, 뇌에는 도파민이라는 호르몬이 충분히 충전됩니다. 도파민은 의욕, 집중력, 행복감을 높이는 효과가 있는 신경전달물질로, 낮 시간 동안의 활력의 원천이 됩니다. 도파민은 기상 후 얼마 지나지 않아 활성화되기 시작하며, 도파민으로부터는 교감신경을 활성화하는 노르아드레날린이 생성됩니다. 이 작용으로 인해 적극성이 높아지고, 혈압과 심박수가 상승하며 낮 시간의 활동에 적합한 컨디션이 갖춰집니다.

뇌의 업무 능률은 오전 중에 최고조에 이르며, 그 후에는 완만하게 감소합니다. 따라서 중요한 회의 등은, 집중력뿐만 아니라 적극성과 결단력이 높아지는 오전 중에 진행하는 것이 좋습니다.

중요하고 시급한 업무를 처리할 때, 사고력과 결단력이 요구되는 사안부터 우선적으로 해결하는 것이 가장 효율적인 '일일 업무 스케줄'입니다. 따라서 아침부터 메일을 확인하며 오전을 보내는 것은 비효율적인 근무 방식이라고 할 수 있습니다.

또한 결혼, 이직, 부동산 계약 등 '자신의 미래를 좌우할 중요한 결정'도 가능하면 오전 중에 내리는 것이 바람직합니다. 중요한 사안일수록, 머리가 맑은 오전 중에 처리하도록 합시다.

Routine **05**

아침 햇살이
'숙면 스위치'를 켠다

✳

앞서 말했듯이, 생명체에는 서카디안 리듬(생체 시계)이 존재합니다. 인간의 서카디안 리듬은 24시간보다 약간 긴 것으로 알려져 있습니다.

이 리듬은 자율신경을 안정시키는 '세로토닌'이라는 신경전달물질과 뇌의 송과체에서 분비되는 '멜라토닌'이라는 수면 호르몬과 밀접한 관련이 있습니다. 이 두 물질이 각각 체내에서 생성되는 타이밍과, 밀접하게 연결된 관계가 '밤에 자고 아침에 일어나는' 리듬을 만들어내고 있습니다.

세로토닌은 '행복 호르몬'이라고도 불리며, 낮 동안 분비됩니다. 이 호르몬은 시간이 지나면서 멜라토닌의 원료로 변화하고, 밤이 되면 멜라토닌으로 변환되어 졸음을 유발합니다. 이 사이클이 반복되기 때문에 우리는 밤이 되면 졸리고, 아침이 되면 자연스럽게 깨어나는 것입니다.

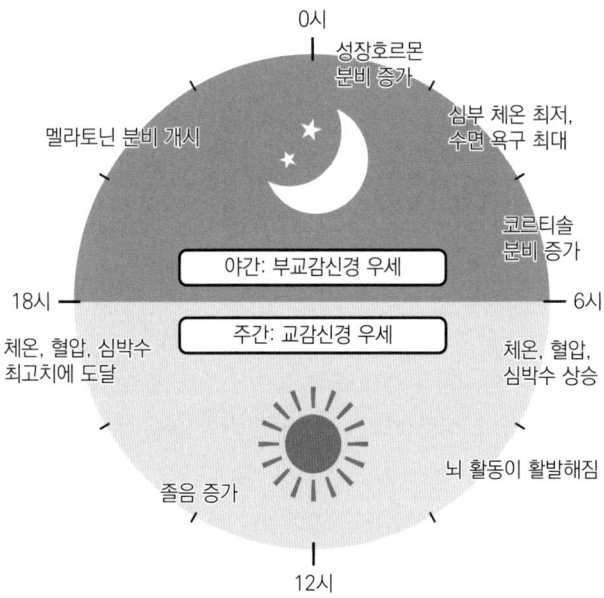

그림 1-3. 서카디안 리듬과 신체의 변화

세로토닌의 분비량은 햇빛을 감지하면 증가하고, 밤이 되면 감소합니다. 반대로 **멜라토닌은 햇빛을 쬐면 감소하고, 밤이 되면 증가합니다.** 이러한 세로토닌과 멜라토닌의 관계는 수면의 원리를 이해하는 데 중요하므로 꼭 기억해 두길 바랍니다.

아침에 집 근처를 산책하거나 햇빛을 쬐며 가벼운 운동을 하는 것을 추천드립니다. 이렇게 하면 자율신경 균형을 조절하는 세로토닌의 분비를 촉진할 수 있기 때문입니다.

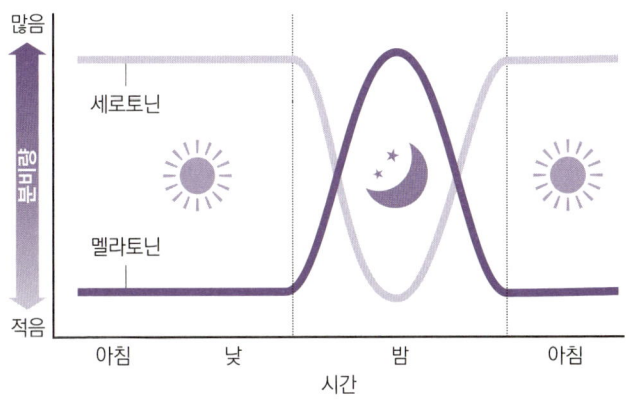

그림 1-4. 세로토닌과 멜라토닌 분비량의 변화

세로토닌은 '2,500 lux 이상의 빛을 쬐면서 일정한 리듬의 운동을 5분 이상 지속'할 때 분비가 촉진됩니다.

또한, **세로토닌은 수면 호르몬인 멜라토닌의 원료이기도 하므로, 세로토닌이 많이 분비되면 멜라토닌도 자연스럽게 증가하게 되어, 질 좋은 수면을 취하기 쉬워집니다.** 생체 시계 조절에도 도움이 되므로, 아침부터 오전 사이에 하는 산책과 조깅은 여러모로 유익합니다.

제2장

당신은 평소에 얼마나 푹 자고 있나요?

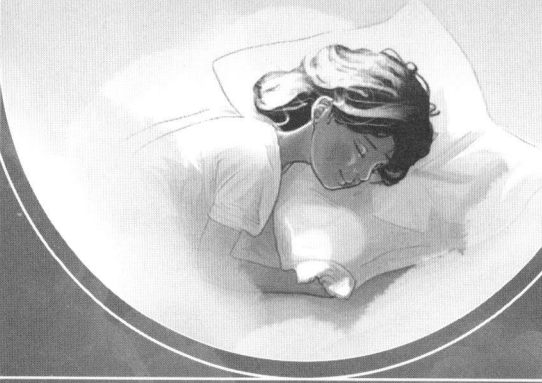

Routine 06

어질러진 책상, 잦은 짜증은 수면 부족의 신호

✷

항상 최고의 퍼포먼스를 유지하는 것이 이상적이지만, 실제로 그러기는 어렵습니다. 수면의 질, 기상 후 경과 시간, 스트레스의 유무 등에 따라 사고력과 판단력은 크게 달라지기 때문입니다.

따라서 가장 중요한 것은 **'지금 내 뇌의 처리 능력이 떨어져 있는지'를 자각하는 것입니다.** 자신의 상태를 잘못 파악하면 큰 실수로 이어질 수 있습니다. 반대로, 퍼포먼스 저하를 인지할 수 있다면 적절한 대처와 개선이 가능합니다.

그렇다면, 어떻게 하면 이를 파악할 수 있을까요?

짜증이 나 있거나 여유가 없다는 것을 스스로 눈치채는 경우도 있지만, 그렇지 않은 경우에도 뇌는 다양한 신호를 보냅니다. 이를 **'뇌의 경고'**라고 부를 수 있습니다. 예를 들어, 다리를 떨거나 음료에 든 얼음을 와작와작 씹는 등 **산만해**

보이고 반복적인 행동을 하는 경우가 있습니다. 이는 사실 뇌가 자율신경의 안정을 유도하는 호르몬인 세로토닌을 분비해, 마음을 안정시키고자 노력하고 있다는 걸 보여주는 사인입니다.

만성적인 수면 부족에 시달리는 사람들에게 자주 보이는 특징 중 하나가, **책상 위에 정리되지 않은 서류 등이 방치되어 있는 것입니다.** 이는 단순한 게으름이 아니라, 판단력이 저하되고 여러 정보를 동시에 처리하지 못해 일의 우선순위를 정하기 어려운 상태이기 때문입니다.

또한, **누군가가 별다른 의도 없이 한 말에 예민하게 반응하는 것**도 뇌가 보내는 SOS 신호일 수 있습니다. 단순히 스트레스 때문이라고 생각할 수도 있지만, 정확히 말하자면 '평소에는 신경 쓰지 않을 말이나 행동도 스트레스가 되고, 이에 과잉반응을 할 정도로 불안정'한 상태인 것입니다. 마음과 감정의 균형을 유지하는 세로토닌이 수면부족으로 인해 감소하여, 희노애락을 제대로 조절하지 못하는 상태인 것입니다.

수면이 부족하면 부정적인 사고에 빠지기 쉽다

재택근무가 확산되고 있는 오늘날에도 여전히 회사에서 장시간 야근이나 업무 시간 외 노동을 강요받거나, 상사에게서 불합리한 지시를 받아 고통을 받고 있다는 이야기를 흔히 들을 수 있습니다. 이런 환경에서 일하면 자연스럽게 회사나 상사에 대한 불만과 짜증이 쌓이고, 정신적·육체적으로 스트레스를 받을 수밖에 없습니다.

그러나, 그 짜증은 단순히 상사 때문만이 아니라, 여태 쌓여 온 수면 부족이 그 감정을 부채질하고 있을 가능성도 있습니다. 수면 부족은 육체적인 영향뿐만 아니라 정신적인 영향도 큽니다. 연구에 따르면, **수면 시간이 부족한 사람은 불안과 공포를 더 쉽게 느끼고, 사소한 일에도 쉽게 화를 낸다**고 밝혀졌습니다.

그 원인은 뇌 속에 있는 '편도체(amygdala)'라는 신경세포 집합체가 과도하게 활성화되기 때문입니다. 수면이 부족하면 편도체가 지나치게 활성화되어, 불안과 공포 같은 부정적인 감정을 더 쉽게 느끼게 됩니다. 실제로 하루 4시간 30분 수면을 5일간 유지한 실험에서, 참가자들의 편도체가 활성화되어 불쾌한 기억들이 더 자주 떠오른다는 연구 결과도 있습니다. 즉, 수면 부족은 부정적인 사고에 빠지기 쉬운 상태를 만듭니다.

짜증이 날 때 무작정 남 탓을 하기보다는, 내 수면 부족이 영향을 주고 있지는 않은지 살펴봅시다. 자신을 위해서도, 업무를 위해서도, 일단 푹 자는 것이 중요합니다.

Routine 07

자기 전 스마트폰만 끊어도, 수면의 질은 100% 좋아진다

✳

자기 직전에 하면 안 되는 행동들은 여러 가지가 있지만, 그중에서도 '절대 금지'에 해당하는 것들을 우선적으로 소개하겠습니다.

먼저, 가장 피해야 할 행동은 **과도한 수분 섭취**입니다. 이유는 간단합니다. 화장실에 자주 가게 되기 때문입니다. 모처럼 숙면을 취하고 있는데, 화장실이 가고 싶어져서 깨게 된다면 정말 아깝겠죠. 특히 빈뇨 증상이 있는 고령층은 더욱 주의해야 합니다. 자기 직전의 수분 섭취는 명백하게 수면을 방해하는 요소입니다. 한때 '자기 전에 물 한 잔을 마시면 건강에 좋다'는 말이 방송을 통해 알려진 적이 있지만, 수면 전문가의 입장에서 볼 때 추천할 만한 습관은 아닙니다. 자기 전에 수분을 섭취하기보다는, 저녁 식사 때 충분히 물을 마신 후, 자기 전에 화장실을 다녀오는 것이 가장 좋은 방법입니다.

수분 중에서도 가장 피해야 할 것은 술입니다. '취침주'라는 말이 있을 정도로, 숙면을 위해 술을 마시는 사람들이 많습니다. 그러나 이는 오히려 역효과를 가져올 가능성이 큽니다. 술을 마시면 긴장이 풀리면서 잠들기는 쉬울 수 있습니다. 하지만, 득보다 실이 훨씬 많습니다.

맥주와 같은 알코올 음료는 이뇨 작용을 촉진하여 화장실을 자주 가게 만듭니다. 또한 수면 중 알코올이 분해되면서 교감신경이 활성화되어 몸도 뇌도 휴식하기 어려워집니다. 게다가 기도 주변 근육이 이완되어 코골이와 수면 무호흡증후군의 원인이 될 수 있습니다.

만약 술을 마신다면, 맥주 1병 정도를 취침 3시간 전까지 마시는 것이 좋습니다. 또한, 취침 1시간 전부터는 차나 커피 등 카페인이 포함된 음료 섭취를 피하는 것이 바람직합니다. 카페인에 민감한 사람이라면, 3시간 전부터 제한하는 것이 더욱 좋습니다.

블루라이트의 위험성도 잊으면 안됩니다. 블루라이트는 뇌의 송과체를 자극하여, 수면 호르몬 중 하나인 멜라토닌의 분비를 억제합니다. 이로 인해 **생체 시계가 망가져 '자고 싶어도 잠들 수 없는 상태'가 될 수 있습니다.**

이를 예방하기 위해, 취침 30분 전부터는 TV 시청이나 스마트폰 사용을 자제하는 것이 좋습니다. 2020년 중국 연구

팀의 조사에 따르면, 스마트폰 사용을 제한한 실험 참가자들은 '12분 더 빨리 잠들었다/총 수면 시간이 18분 증가했다/입면 전의 졸음이 더 강해졌다/기상 시 기분이 더욱 상쾌했다/작업 기억 테스트에서 더 높은 점수를 기록했다' 등의 결과가 나왔습니다. '자기 전 스마트폰 사용'을 자제하는 것만으로도 이렇게 많은 효과를 기대할 수 있습니다.

다리가 무거운 날에는 '근육의 폭주'에 주의하자

종아리 근육이 갑자기 경련을 일으키면서 격렬한 통증을 유발하는 현상을 흔히 '쥐가 났다'고 합니다(의학적으로는 '근육 경련'이라고 합니다). 건강한 사람도 격한 운동을 하거나 장시간 서서 일한 후에는 쥐가 날 수 있습니다. 특히 밤에 다리에 쥐가 나는 현상은 고령층에서 자주 발생하며, 많은 사람이 이를 경험합니다.

이 현상의 원인은 다양하지만, 대표적인 이유 중 하나는 수분 부족입니다. 수면 중에는 많은 땀을 흘리기 때문에 체내 수분이 부족해지기 쉽습니다. 게다가 잠을 자는 동안에는 신체 활동이 거의 없어 혈액순환도 원활하지 않습니다. 이러한 상황에서 갑자기 몸을 뒤척이는 등 근육이 자극을 받으면 근육이 폭주하여 경련이 일어날 가능성이 높아집니다. 예방책으로는 자기 전에 허벅지와 발목 스트레칭을 하는 것과, 적절한 수분을 보충하는 것이 효과적입니다.

    단, 앞서 말했듯이 수분을 과도하게 섭취하는 것은 화장실에 자주 갈 우려가 있으니 주의하시길 바랍니다.

Routine 08

자기 직전에 양치질을 해서는 안 된다

✴

잘 준비를 모두 마치고 마지막으로 양치질을 한 후 침대에 눕는 습관을 가진 사람이 많을 것입니다.

그러나 가능하다면 오늘 밤부터 그 습관을 바꿔 보시길 바랍니다. 왜냐하면, **취침 전 양치질은 숙면을 방해할 우려가 있기 때문입니다.** 양치질로 인해 잇몸이 자극을 받으면 멜라토닌의 분비량이 감소한다는 연구 결과가 있습니다. 잠에 잘 들기 위해서는 멜라토닌의 역할이 필수적인데, 자기 직전에 양치질을 하면 멜라토닌의 효과를 충분히 누리지 못할 가능성이 있습니다.

하지만 위생적인 측면이나 기분 전환을 고려하면, 양치질을 하지 않고 잔다는 것은 쉽게 받아들이기 어려울 수도 있습니다. 저 역시 입속이 찝찝한 상태로 자는 것은 원하지 않습니다. 중요한 것은 '그날 마지막 식사 이후부터 취침 시간

사이, 언제 양치질을 하느냐'입니다.

이상적인 양치질 시간은 취침 1시간 전입니다. 이 시간대에 양치질을 하면 위생적으로도 문제가 없고, 입속 불쾌감도 해소할 수 있습니다. 그래도 입속이 신경 쓰인다면, 물로 입을 헹구는 것도 좋습니다.

반대로, 양치질을 졸음 방지 수단으로 활용할 수도 있습니다. 점심 식사 후 양치를 하면 멜라토닌 분비가 억제되어 오후에도 상쾌하게 보낼 수 있습니다. 오후에 찾아오는 강한 졸음을 극복하고 싶다면, 점심 식사 후 양치질을 하는 습관을 가져보는 것도 방법입니다.

푹 자고 싶다면 커피 향을 활용하자

숙면을 위해서는 침대에 눕기 전 확실하게 몸의 긴장을 풀고 부교감신경이 우세한 상태를 만드는 것이 중요합니다. 이때 라벤더 향을 활용하면 좋은 효과를 기대할 수 있습니다.

라벤더 향은 탁월한 수면 유도 효과가 있어 불면증 치료에도 사용될 정도입니다. 그 효능은 세계 각국에서 연구가 되고 있으며, 대학생을 대상으로 한 뇌파 실험에서 '라벤더 향을 뿌린 이불에서 자면, 일반적인 경우보다 깊은 수면 상태가 오래 지속된다'는 결과가 나왔습니다.

또한 최근 연구에 따르면, **커피 원두 향도 수면에 좋은**

영향을 준다고 합니다. 커피는 자기 전에 마시면 카페인 때문에 숙면에 방해가 되지만, 커피 원두 향 자체는 오히려 긍정적인 영향을 줄 수 있습니다.

일본의 한 축구팀과 e스포츠팀을 대상으로 한 조사에서도, 향기 디퓨저가 디지털 피로를 회복하는 데 효과적이었다고 합니다. 여성의 경우 수면 시 부교감신경의 활성도가 높아져 쉽게 잠들 수 있었습니다. 한편 남성의 경우 게임의 승률이 높아지는 등 퍼포먼스가 향상되었다고 합니다.

라벤더나 커피 향 외에도, 본인이 느꼈을 때 편안하다고 생각되는 향부터 시도해 보길 바랍니다. 저녁 식사 후부터 취침 전(21시 전후) 사이에 20분 정도 사용하는 걸 추천드립니다.

또한 같은 시간대에 20분 정도 음악을 듣는 것도 숙면에 효과적입니다. 음악은 자율신경 안정에 도움이 될 만한 차분한 음악을 선택하길 바랍니다. 요즘에는 온라인에서 수면에 도움이 되는 음악들을 쉽게 찾을 수 있습니다. 단, 블루라이트를 과도하게 쬐지 않도록 주의하길 바랍니다.

Routine 09

나이와 상관없이, 걱정거리를 안고 있으면 일찍 깬다

✱

'나이를 먹으면 일찍 깬다'는 말을 자주 듣습니다. 실제로 젊었을 적보다 일찍 깨는지 중장년층에게 물어보았더니, 70% 이상의 사람이 일찍 깬다고 답변했다는 조사 결과가 있습니다. 오랜 기간에 걸친 연구를 통해, 나이를 먹을수록 일찍 눈이 떠진다는 것이 증명된 것입니다.

그렇다면, **어째서 나이를 먹을수록 일찍 깨는 것일까요? 당장 생각나는 이유로는 활동량 감소입니다.** 깨어 있을 때 활동량이 적어 피로가 쌓이지 않는다면, 심신 회복에 필요한 시간이 많을 필요가 없습니다. 특히 은퇴를 하면 사회적 활동량이 크게 줄기 때문에, 수면 깊이가 얕아지거나 수면 시간이 짧아집니다.

다른 요인으로는 **뇌의 노화**가 있겠습니다. 나이가 많아질수록 사람은 깊은 논렘수면 상태에 들기 어려워집니다. 또한,

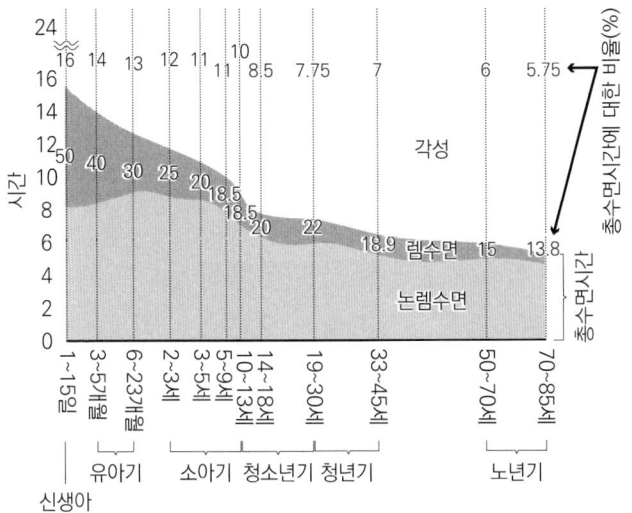

그림 2-1. 수면시간과 연령
출처: 「Roffwargetal. 1966」을 변형

수면을 유도하는 멜라토닌의 분비도 노화에 따라 조금씩 줄어듭니다. 뇌의 기능 변화에 따라 수면 리듬이 변화하는 것입니다.

추가로, 미래에 대한 불안 등 스트레스가 수면 리듬에 미치는 영향도 고려해야 합니다. 스트레스로 인한 조기 각성은 젊은 사람들에게도 해당됩니다.

수면 리듬이 변화하여 깊은 수면을 취하지 못하면, 약간의 외부 자극에도 눈을 뜨게 됩니다. 조그마한 물건 소리나 온도 변화에도 쉽게 눈이 떠집니다. 눈이 떠져 화장실에 갔다 온 후에 잠들지 못하여, 결과적으로 일찍 일어나게 되는 경우도 있습니다. 정신적인 안정은 숙면을 위해 꼭 필요한 요소인 것입니다.

기상 시 땀으로 흠뻑 젖어있다면 위험 신호

땀을 흘리는 것은, 날이 더울 때 증발하는 기화열로 체온을 낮추기 위해서입니다. 그러므로 실내가 덥다면 당연히 수면 중에 땀이 납니다.

또한 수면의 기전에 따라 땀이 나는 경우도 있습니다. 사람은 깊은 수면으로 들어갈 때 심부 체온을 낮춥니다. 입면 시에는 따뜻해야 쉽게 잠들지만, 반대로 내장 등 신체 내부의 온도가 낮아지지 않으면 깊은 논렘수면으로 들어가지 못합니다. 그러므로 심부 체온을 낮추기 위해 수면 중에 땀이 나는 것입니다.

단, 이러한 종류의 땀은 극히 미미한 양으로, 잠옷과 이불을 흠뻑 젖게 할 정도의 양은 아닙니다. 감기에 걸리지 않았는데도 땀의 양이 많거나 수면 중에 땀이 많이 나는 날이 계속된다면, 몸에 문제가 생긴 것일 수도 있습니다.

다한증인 경우에는 크게 걱정할 필요 없습니다. 다한증이란 긴장과 스트레스가 원인이 되어 땀이 나기 쉬운 상태를 말하며, 주로 깨어 있을 때 증상이 나타납니다. 가끔 **악몽을 꿀 때 몸이 긴장하여 땀이 과도하게 나는 경우도 있습니다.**

갑상선기능항진증(바세도우병)이나 갱년기 장애 등 **호르몬 불균형이 원인일 가능성**도 생각해볼 수 있습니다만, 최근에는 유독 **자율신경 장애로 인한 야간 발한이 나타나는 경우**가 많아졌습니다. 수면 무호흡증후군으로 인해 자율신경 장애가 생겼을 가능성도 있습니다. 그러한 사람들에게 있어 땀은 위험을 알리는 신호일지도 모릅니다. 만약 짐작이 가는 부분이 있다면, 우선 내과 의원 등에 방문하여 상담해 보는 것이 좋습니다.

Routine ⑩

한밤중에 화장실에 가게 되는 진짜 이유

✳

한밤중에 소변을 보기 위해 침대에서 일어나야 하는 것을 야간 빈뇨라고 합니다. 일본비뇨기과학회에 따르면, 40세 이상의 남녀 약 4,500만 명이 야간에 1회 이상 배뇨감을 느껴 잠에서 깬다고 합니다. 야간 빈뇨는 나이가 들수록 빈도가 높아지고, 수면에 영향을 미칩니다.

건강한 사람의 야간 빈뇨 원인은 주로 다뇨와 방광 용량의 감소입니다. **밤에 소변량이 증가하는 것은 생체 시계에 문제가 생겼기 때문입니다.** 생체 시계가 정상적으로 작동할 때는, 밤이 되면 항이뇨 호르몬이 분비되어 오줌 생성을 억제합니다.

반대로, 생체 시계에 문제가 생기면 항이뇨 호르몬 분비가 억제되어 밤중에도 낮과 동일하게 오줌이 생성되며, 그로 인해 화장실에 가려고 잠에서 깨게 됩니다. 또한, **고혈압, 울**

혈성 심부전, 심기능 장애 등의 질환으로 인해 다뇨가 생기는 경우도 있습니다.

게다가, **수면 무호흡증후군으로 인한 자율신경 실조증으로 야간 빈뇨가 발생**하는 경우도 있습니다. 수면 무호흡증후군은 자는 동안 호흡이 10초 이상 멈추거나 멈출 뻔한 상태가 반복되는 질환이며, 심한 경우 돌연사의 위험성이 높아집니다. 순환기 질환을 유발하기 때문에 증상이 악화되면 혈액 순환이 점차 나빠지고, 고혈압 상태가 지속되어 뇌졸중이나 심장 질환이 발생할 가능성이 높아집니다. 추가로, 당뇨병 등 대사질환을 유발할 가능성이 있다는 보고도 있습니다.

수면 무호흡증후군을 앓고 있는 사람은 숨이 가빠지는 것은 물론 구강 호흡을 주로 하여 목이 자주 마릅니다. 그 결과, 숨이 가빠지거나 목이 말라 한밤중에 잠에서 깨게 됩니다. 한밤중에 깼을 때 목이 바싹 마르는 경우가 많거나, 가족에게 코골이가 심하다는 지적을 자주 받는다면 주의가 필요합니다.

방광 용량 감소는 주로 노화로 인한 것입니다. 젊은 시절에는 방광이 신축성이 있어 오줌을 많이 저장할 수 있지만, 나이가 들면 방광이 딱딱해지면서 저장할 수 있는 양이 줄어듭니다.

또한, 방광이 예민해지는 **과민성 방광도 방광 용량 감소**

의 원인이 됩니다. 과민성 방광이란, 오줌이 조금밖에 모이지 않았는데도 방광이 멋대로 수축하여 오줌이 가득 찼다고 착각하게 되는 질환입니다. 전립선 비대증, 뇌졸중, 파킨슨병 등이 원인이 됩니다.

노화로 인해 생긴 야간 빈뇨라면, 생활 리듬을 개선할 필요가 있습니다. 사람은 나이를 먹으면 에너지 소비량이 줄어들며, 이에 따라 몸에서 필요로 하는 수면 시간도 짧아집니다. 나이가 들면서 수면 호르몬인 멜라토닌의 분비량이 줄어드는 것도 영향을 줍니다. 노화를 막을 수는 없으므로, 적절하게 운동하여 몸에 부하를 주거나, 트립토판이 풍부한 식품을 섭취하는 등 알맞은 대처를 하도록 합시다. 그럼에도 개선되지 않는다면 의료기관을 방문하는 것이 좋습니다.

질환이 원인인 야간 빈뇨의 경우, 원인이 되는 질환을 치료하는 것이 필수입니다. 적절한 치료를 받으면 증상이 개선될 것입니다. 예를 들어, 과민성 방광이라면 방광의 불수의적인 수축을 억제하는 약물이 효과적입니다.

Routine 11

'눕자마자 잠드는 것'은 뇌의 비상 신호

✳

잠들기까지 걸리는 시간을 '입면 시간'이라고 합니다. 입면 시간이 비정상적으로 짧고, 기절하듯이 잠에 드는 경우에는 주의가 필요합니다. 이는 수면 부채가 과도하게 쌓여 뇌가 비명을 지르고 있는 상태입니다. **뇌가 그대로 셧다운된 것과 같은 상태입니다.**

눕자마자 잠에 드는 것을 긍정적으로 보는 사람도 있습니다만, 이는 숙면을 잘 취하고 있는 것이 아닙니다. 특히 **40대 이상의 사람 중에 '눕자마자 기절하듯 잠든다'는 자각이 있는 경우에는 주의가 필요합니다.** 지금 당장 생활 습관을 재검토할 필요가 있습니다.

밤에 스마트폰을 보거나 게임을 하다가 잠들어버리는 것도 숙면과는 거리가 있습니다.

'수면 부채'는 그 주 안에 갚아야 한다

수면 부채를 쌓아두지 않기 위해, '수면 우선 사고법'을 제안드립니다. 대부분의 사람은 수면 이외의 것들을 중심으로 스케줄을 짜고, 수면 시간은 '얼마든지 조정 가능한 시간'처럼 여깁니다. 그러나 수면 우선 사고법은 이와 반대로, 하루 일정 계획 중 **수면 시간을 가장 먼저 정한 뒤 나머지 일정을 짜는 사고법입니다.**

수면 우선 사고법에서는 하루 24시간 중 자신이 정한 수면 시간을 제외한 나머지 시간을 일과 집안일 등 해야 할 일에 배분합니다. 다이어트와 마찬가지로, 바로 실천하기는 어려울 수도 있습니다. 하지만 매일의 삶 가운데 가장 큰 부분을 차지하는 것이 수면이며, 수면 시간에 따라 다른 활동의 리듬도 정해지므로, 매우 현명한 일정 계획 방식이라 할 수 있겠습니다.

이렇게 하면 자연스럽게 체내 생체 시계도 조절되어, 수면 우선 사고법의 수많은 이점을 누릴 수 있을 것입니다.

그러나 잔업으로 늦은 시간까지 근무를 하고, 퇴근 후 식사와 목욕 등 최소한의 생활 시간을 보내다가 수면 시간이 심야로 밀리는 등, 현실적으로 어려운 점이 있을 것입니다. 또한, 회사 동료나 거래처와의 회의로 귀가 시간이 늦어질 수도 있습니다.

'늦게까지 일하거나 밤샘 근무를 하는 것'을 나쁘게 보지 않는 사람도 있습니다. 특히 업무량이 많거나, 성실하고 책임감이 강한 사람일수록 밤샘 근무를 많이 합니다.

일반적으로 인간에게 필요한 하루 수면 시간은 약 6~7시간이라고 합니다. 일을 해야 하는 평일이라면, 23시에 취침하여 아침 6시에 기상하면 7시간의 수면 시간을 확보할 수 있습니다. 그러나, 잔업 등으로 인해 충분한 수면 시간을 확보하지 못해 수면 부채가 생겼다면, 그 주 안에는 부채를 갚도록 합시다.

그렇다면 수면 부채는 어떻게 갚을 수 있을까요?

만약 전날 1시간 정도 수면 시간을 채우지 못했다면, 다음 날에는 조금 일찍 귀가하여 채우지 못한 1시간을 보충하는 것, 즉 추가로 1시간 더 수면을 취하는 것입니다. 이렇게 하면 플러스 마이너스 제로가 됩니다.

마찬가지로, 이번 주 초반에 연속해서 수면 시간을 채우지 못했다면, 그 주 후반에는 조금 더 수면 시간을 늘려서 조절합니다. 단, 수면 보충은 길어도 2시간 이내로 하는 것이 좋습니다. 그 이상 길게 수면을 취한다면, 이번에는 생활 리듬 자체에 문제가 생깁니다. **쌓여 있는 수면 부채는 1주일 동안 30~60분 정도의 범위에서 천천히 시간을 들여 갚도록 합시다.** 또한, 15분 정도의 낮잠도 효과가 있으니, 적극적으로 활용해 보길 바랍니다.

제3장

숙면하는 몸을
만드는 새로운 습관

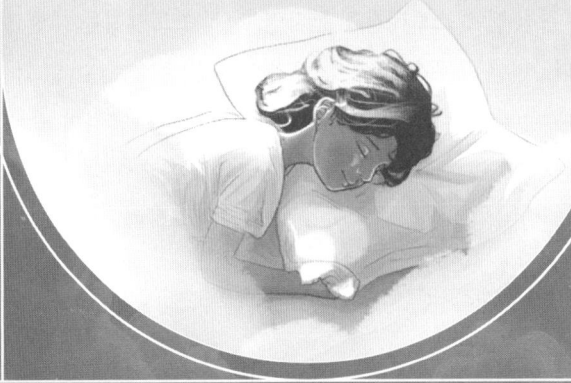

Routine ⑫

자기 전의
'숙면 스트레칭'이 효과가 좋다

✳

숙면을 취하기 위해서는 자기 직전에 가벼운 스트레칭을 하는 것이 좋습니다. 스트레칭에는 라디오 체조[1]처럼 반동을 주며 근육을 늘리는 동적 스트레칭과, 고정된 자세에서 근육을 늘리는 정적 스트레칭이 있습니다. 전자는 흔히 말하는 준비운동으로, 교감신경을 활성화시킵니다. 후자는 부교감신경을 활성화시켜 긴장을 완화해 줍니다.

취침 전에 스트레칭을 한다면, 정적 스트레칭을 추천드립니다. 전신 근육을 모두 늘릴 필요는 없습니다. 예를 들어, **침대 위에서 천장을 보고 누운 상태에서, 심호흡하며 발목을 천천히 몸 쪽으로 굽혔다가 다시 펴는 동작을 1분 정도 하는**

---

1 역자주: 일본 NHK 라디오 방송에 맞춰 도수체조를 하는 일본의 국민체조

것만으로도 효과가 있습니다. 이를 통해 다리의 혈액 순환이 촉진되고, 심부 체온을 낮출 수 있습니다. 호흡은 멈추지 말고, 천천히 숨을 내쉬는 것을 의식하세요. 그러면 부교감신경을 더욱 활성화시킬 수 있어 숙면 효과가 높아집니다.

이 '숙면 스트레칭'과 더불어, 낮 동안 적절한 운동을 하는 것도 도움이 됩니다. 운동 부족이라면, 집 주변을 산책하는 등 걷기 운동을 추천합니다.

걷기 운동처럼 리드미컬한 반복 운동은 세로토닌의 분비를 촉진하는 것으로 알려져 있습니다. 분비된 세로토닌을 토대로 밤에 멜라토닌이 생성되므로, 불면증 개선에도 도움이 됩니다.

가볍게 숨이 차오르고 살짝 땀이 날 정도의 속도로 일정한 리듬을 유지하며 30분 정도 걷는 것이 좋습니다. 목표는 8,000보입니다.

걷기가 어려운 경우에는 실내에서 사용할 수 있는 어린이용 트램펄린에서 가볍게 뛰는 정도로도 충분합니다. 가능한 범위 내에서 유산소 운동을 꾸준히 해봅시다.

짧은 시간 내에 효과적으로 운동할 수 있는 방법이 하나 있습니다. '계단 오르내리기'입니다. 간단히 말하자면 계단을 오르고 내리는 것을 리듬감 있게 반복하는 것입니다. 높이 20 cm 정도의 발판이 있다면, 지금 당장이라도 할 수 있습니다. 집에 계단이 있다면, 이를 활용하는 것도 좋습니다. 시간은 10분 정도를 목표로 합시다.

　이러한 **유산소 운동은 교감신경을 자극하므로, 아침부터 낮 사이 시간대에 하는 것이 좋습니다.** 낮 동안의 활동에 리듬감을 부여하여 정신적인 면에서도 긍정적인 영향을 미칩니다. 의식적으로 몸을 움직이고 나면 업무 효율도 더 좋아질 것입니다.

　미국 노스웨스턴 대학교에서 진행한 연구에 따르면, 이와 같은 운동을 지속적으로 함으로써 수면 시간이 평균 45분 증가했다고 합니다. 그 외에도, 운동을 장기간 지속함으로써 잠들기 쉬워졌으며, 한밤중에 잠에서 깨는 빈도도 줄었다는 사실이 여러 연구를 통해 밝혀졌습니다.

근력 운동을 한다면,
저녁부터 20시 사이가 BEST TIME

　하루 20분의 근력 운동이 수면의 질을 개선한다는 연구 결과도 있습니다. 근육은 훈련을 통해 손상된 근섬유가 회복되면서 강화됩니다.

　이때 필요한 것 중 하나가 성장 호르몬입니다. 근력 운동 후에는 장시간 동안 많은 양의 성장 호르몬이 분비됩니다. 그리고 성장 호르몬은 잠들 때 나타나는 논렘수면 중에도 자연스럽게 분비됩니다. 이 시너지 효과를 노리기 위해 저녁부터 20시 사이에 근력 운동을 한다면, 자는 동안 더욱 근육을 키울 수 있을 것입니다.

Routine 13

숙면을 하면 면역력이 강화된다

✳

수면 중에는 렘수면과 논렘수면이 반복되는데, 깊은 수면인 논렘수면 동안 면역력이 향상된다는 사실이 밝혀졌습니다.

면역이란, 체내에 발생한 나쁜 세포나 외부에서 침입한 세균, 바이러스 등을 물리치는 자기 방어 시스템을 말합니다. 이 기능이 없다면 우리 몸은 쉽게 질병에 걸릴 것입니다.

면역의 작동 방식은 복잡하며, 여러 세포가 연계되어 기능합니다. 이러한 세포들이 몸에 해로운 것들을 물리칠 때 만들어내는 '항체'라는 물질은, 세포에 기억된 정보를 바탕으로 생성되는데, 이 세포의 기억이 수면의 질과 깊은 관련이 있다고 합니다.

그러므로 **푹 자는 것은 바이러스 대책이 되기도 합니다.** 수면이 체내에 침입하는 바이러스를 100% 막아주는 것은 아닙니다. 그러나, 숙면을 취함으로써 면역 기능이 높아지므로,

바이러스에 감염될 확률을 줄여준다는 것은 명백한 사실입니다. 그런 의미에서 '바이러스 대책이 된다'고 말해도 되겠죠. 이에 관한 구체적인 연구 사례와 데이터를 같이 살펴보도록 합시다.

미국 수면연구기관이 2015년 발표한 연구에 따르면, 18~55세의 건강한 남녀 164명을 대상으로 진행한 연구에서 수면 시간이 짧아질수록 감기에 걸리기 쉽다는 결과가 나왔습니다. 그림 3-1에서도 볼 수 있듯이, 감기 증상을 유발하는

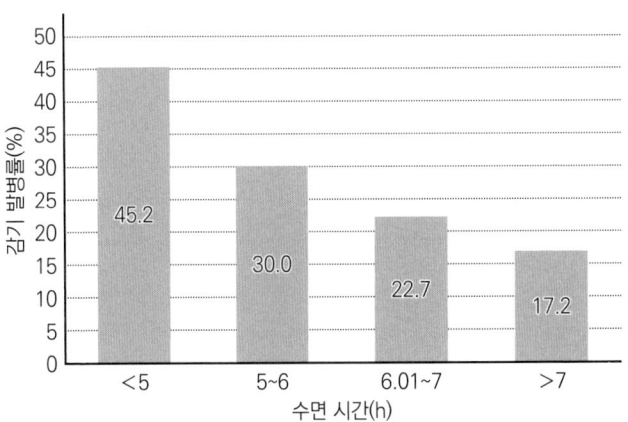

수면 시간	수면 시간이 5시간 미만인 경우, 7시간 이상인 경우보다 감기 발병 위험(오즈비)이 2.94배 증가
오즈비	두 집단의 질병 위험 비율

그림 3-1. 수면 시간이 감소하면 바이러스 감염 위험(오즈비)이 증가
출처: 「Aric A. et al., SLEEP, Vol. 38, No. 9, 2015」을 변형

바이러스가 포함된 약을 5일간에 걸쳐 투여한 결과, 매일 수면 시간이 6시간 이상이었던 사람에 비해, 6시간 미만이었던 사람은 감기 발병률이 현저히 높았습니다.

또한, 인플루엔자에 대해서도 다음과 같은 연구 결과가 보고되었습니다. 1일 4시간밖에 수면을 취하지 않는 생활을 4일간 지속한 후, 5일째 아침에 인플루엔자 백신을 접종한 집단과, 백신을 맞기 전후에도 8시간 수면을 취한 집단의 백신 접종 후 10일 차 바이러스 항체 수치를 비교한 결과, 전자의 수치가 낮았다고 합니다.

즉, **수면 부족 상태가 지속되면 체내에서 바이러스 항체가 만들어지는 속도가 느려진다**는 뜻입니다. 반대로 말하면, 충분히 수면을 취하는 사람이 수면 부족인 사람보다 인플루엔자에 걸릴 위험이 낮아진다는 것입니다.

Routine 14

야근하고 낮잠을 잘 때에는
암막 커튼을 확실하게 친다

✺

하루를 '아침 햇살을 쬐면서 기상'하며 시작하지 않으면, 자율신경 등에 문제가 생겨 다양한 질환이 발생할 위험성이 높아집니다.

예를 들어 '암'도 그렇습니다. 수면 리듬이 불규칙해지기 쉬운 여객기 승무원이나 간호사는 유방암의 유병률이 높다고 알려져 있습니다. 남성의 경우 전립선암의 유병률이 높아지며, 교대 근무자의 경우 유병률이 일반인의 3배에 달한다는 보고가 있습니다. 이는 생체 시계에 문제가 생겨 멜라토닌이 충분히 분비되지 않았기 때문이라고 추정됩니다. 멜라토닌의 역할에는 졸음을 유발하는 작용 외에도, 다양한 질환의 원인이 되는 활성산소를 제거하는 작용과 암세포의 증식을 억제하는 작용이 있다고 합니다.

그렇다면 이러한 생활 환경에서도 매일 숙면을 취하기 위해서는 어떻게 해야 할까요?

낮 시간에 근무하는 날은 생체 시계의 조정이 중요합니다. 오전 중에 가능한 한 오래 태양광을 쬐고, 기상 후 1시간 이내에 아침밥을 먹는 등 생체 시계를 조정하기 위한 노력을 해야 합니다. 트립토판이 풍부한 음식을 적극적으로 섭취하는 등 식생활에도 신경 쓰길 바랍니다.

문제는 낮에 자고 야근하는 날입니다. **이 경우에는 수면 시간의 확보가 최우선 과제입니다.** 수면 리듬이 무너지면 잠들기 어려워지므로, 이를 어떻게 대처할 것인가가 중요합니다. 암막 커튼을 닫아 햇빛을 차단하고, 소음이 신경 쓰인다면 귀마개를 하는 등 환경을 개선하는 데 신경을 써야 합니다.

수면 시간은 면역 기능 및 내분비 기능의 작용과 비례합니다. 수면 시간이 적으면 면역 기능이 저하되어 성장 호르몬을 비롯한 여러 가지 호르몬의 분비량이 줄어들게 됩니다. 면역 기능이 저하되면 당연히 질병에 걸리기 쉬워지며, 암의 발병 위험도 증가합니다. 한 연구에서는 **6시간 이하의 수면이 전립선암과 유방암의 발병 위험을 높인다**는 결과가 밝혀졌습니다. 또한, 하버드 공중위생대학원의 연구팀은 '멜라토닌의 분비 레벨이 높은 남성은 그렇지 않은 남성보다 진행성 전립선암에 걸릴 확률이 75% 낮다'는 연구 결과를 발표했습니다. 이는 수면 시 대량으로 생성되는 멜라토닌이 성호르몬 분비

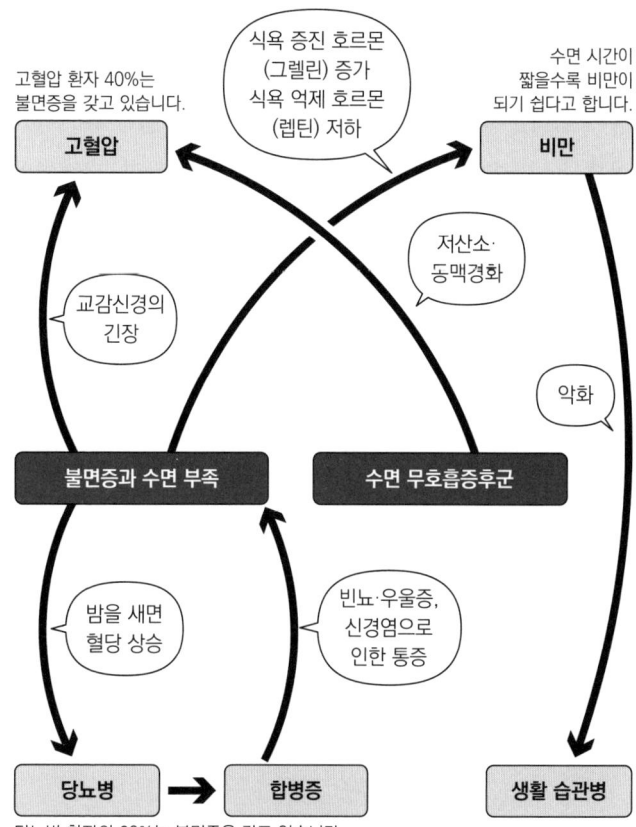

그림 3-2. 수면 부족과 생활 습관병의 악순환

출처: 수면제의 적정 사용·휴약 가이드라인. じほう, 2014. 을 인용 및 변형

를 억제하는 작용과 관련이 있습니다.

만성적으로 수면이 부족한 사람이 당뇨병이나 동맥경화 등의 심혈관계 질환에 걸리기 쉽다는 사실도 밝혀졌습니다. 예를 들어, **수면 시간이 5시간 이하인 남성이라면, 당뇨병의 발병률이 3배나 높아진다**는 발표가 있습니다.

병에 걸리지 않는 건강한 몸을 만들기 위해서는 적어도 6~7시간은 자야 합니다. 꼭 이를 명심하길 바랍니다.

Routine 15

몸 상태가 계속 좋지 않다면 '슬립 테크(Sleep Tech)'를 활용한다

✳

아무리 노력해도 잠들지 못하거나, 한밤중에 눈이 떠진다면 수면 장애일 가능성이 있습니다.

일본 후생노동성의 2019년 국민 건강·영양 조사에 따르면, 20대 이상 남녀 중 '수면 시간이 부족하다', '수면의 질이 만족스럽지 못하다'라는 대답이 전체의 약 20%를 차지했습니다.

또한, **코로나19 팬데믹으로 인한 생활 방식 변화로 운동 부족, 블루라이트 노출량 증가, 스트레스 증가** 등이 더해지면서 수면 장애 환자 수는 점점 증가하고 있습니다.

수면 장애의 종류는 여러 가지가 있지만, 대표적인 것이 **불면증**입니다. 좀처럼 잠들지 못하는 '입면 곤란', 밤중에 몇 번이나 잠에서 깨는 '중도 각성', 예정보다 이른 시간에 잠에서 깨어 다시 잠들지 못하는 '조기 각성', 깊게 잠들지 못해 푹 잔 기분이 들지 않는 '숙면 장애' 등, 표 3-1에 나와 있는 것처럼 증상에 따라 여러 타입으로 분류됩니다. 우울증을 야기할 수도 있으므로 가볍게 봐서는 안 됩니다.

표 3-1. 주요 수면 장애 종류

불면증	잠들기 어렵다(입면 장애), 도중에 눈이 떠진다(중도 각성) 등 증례 만성 불면 장애, 단기 불면 장애 등
수면 관련 호흡 장애	수면 시의 호흡 이상 증례 폐색성 수면 무호흡증후군, 중추성 수면 무호흡증후군, 수면 관련 저환기증후군 등
중추성 과다수면증	각성·수면 중추의 이상으로 낮 시간 중에 과도한 졸음을 느낀다. 증례 기면증, 특발성 과다수면증 등
일일 리듬 수면·각성 장애	일일 리듬(서카디안 리듬)의 이상으로 발생하는 수면 장애 증례 시차 피로, 사회적 시차 피로, 수면상 전진 증후군, 수면상 후퇴 증후군, 교대 근무로 인한 장애 등
수면 시 동반 증상	수면 중에 발생하는 이상 행동 증례 렘수면 행동장애, 착란성 각성, 수면보행증(몽유병), 수면경악장애(야경증), 수면 관련 섭식 장애, 악몽 장애 등
수면 관련 운동 장애	감각과 근육 움직임 이상 등, 충동적인 운동이 특징 증례 하지불안증후군, 주기성 사지운동장애, 이갈이 등

* 국제분류에서는, 1. 불면증, 2. 수면 관련 호흡 장애, 3. 중추성 과다수면증, 4. 일일 리듬 수면·각성 장애, 5. 수면 시 동반 증상, 6. 수면 관련 운동 장애, 7. 그 외의 수면 장애로 분류하고 있다.

또한, 과다수면증도 수면 장애의 한 종류입니다. 갑작스럽게 잠이 드는 '기면증'은 큰 사고로 이어질 위험이 있는 수면 장애입니다. 시차 부적응이나 교대 근무로 인한 심신 피로도 수면 장애의 한 종류입니다.

수면 장애의 가능성이 느껴진다면, 자신의 수면 상태를 파악하기 위해 '슬립 테크(Sleep Tech)'를 활용하는 것도 좋습니다. 슬립 테크란, IoT나 AI 기술을 활용하여 수면 상태를 모니터링·분석하고, 과학적으로 수면의 질을 개선하거나 향상시키는 기기나 서비스를 뜻합니다.

헤드기어 타입이나 아이마스크 타입의 웨어러블 기기(신체에 장착할 수 있는 컴퓨터가 내장된 기기)를 수면 시 몸에 착용하면, 뇌파 측정 등을 통해 정보를 수집하여 수면 상태를 진단할 수 있습니다. 장착 시 수면에 적합한 음악이 재생되며, 수면 깊이에 따라 음악 볼륨이 조절되는 제품도 있습니다. 스포츠 워치 타입의 제품은 내장 센서로 손목에서 맥박 등의 정보를 수집·분석합니다. 머리에 장치를 착용하기 불편한 사람을 위한 제품입니다.

한편, 웨어러블 기기 이외에도 매트리스나 이불 아래에 넣어두는 타입의 제품도 있습니다. 이 제품도 탑재된 센서로 수면 상태를 모니터링하며, 수면의 질뿐만 아니라 몸 상태의 변화, 질환 등을 감지합니다. 스마트 조명과 연동하여 수면 깊이에 따라 조명을 조절해 주는 제품도 있습니다.

코골이 등의 소리를 모니터링하여 수면 상태와 코골이 대책을 알려주는 스마트폰 애플리케이션도 있으므로 활용해 보길 바랍니다.

Routine 16

매일 밤 혈관이 회복되면 혈압은 낮아진다

✶

수면 부족 상태가 지속되면 평상시의 혈압이 뚜렷하게 높아집니다. 자는 동안 부교감신경보다 교감신경이 우세해지므로, 원래라면 휴식을 취해야 할 몸이 쉬지 못하고 혈관도 활발하게 기능하기 때문입니다. 하루 종일 손상을 입은 혈관은 수면 중에 회복되는데, 수면 부족으로 인해 충분히 회복되지 못하면 혈관이 점점 약해집니다. 이 과정이 반복되면서 결국 고혈압이 생깁니다.

건강한 생활을 유지하고 있다면, 낮에는 교감신경이 작용해 혈압이 높아지더라도 저녁 이후에는 부교감신경이 우세해져 서서히 혈압이 낮아집니다. 그리고 수면 중에도 이러한 상태를 유지합니다. 그러나 수면 부족이 더해지면 수면 중에도 혈압이 내려가지 않게 됩니다.

제가 진료했던 한 환자분은 수면 무호흡증후군을 앓으면

서 고혈압이 생겼습니다. 치료와 함께 수면 시간을 2시간 늘릴 것을 조언했더니, 반 년 후 수축기 및 이완기 혈압이 각각 10 정도 낮아졌고, 동맥경화도 개선되었습니다.

수면 시 도움이 되는 팁을 하나 드리자면, **하늘이 아니라 옆을 보고 자도록 합시다.** 이것만으로도 혈압이 개선될 가능성이 있습니다. 단, 왼쪽으로 누우면 심장이 압박되므로 오른쪽으로 누워 자는 것이 좋습니다.

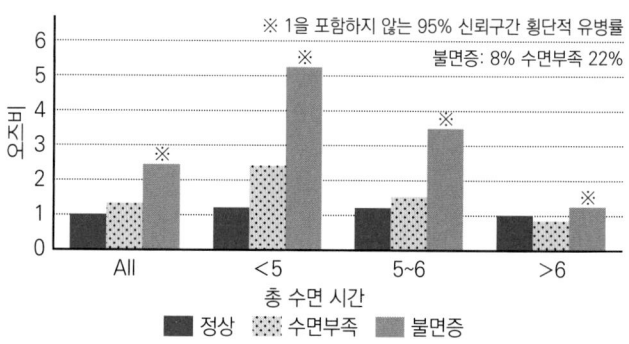

펜실베니아 중부의 20세 이상 남녀 1,741명을 대상으로 한 조사이다. 대상자의 불면증 유무를 확인하고 수면 시간과 혈압을 측정하여 수면과 고혈압 위험성의 관계를 횡단적으로 조사하였다. 수면시간이 5시간에 못 미치는 경우, 고혈압 발병률이 증가하였다.

그림 3-3. 수면 시간과 고혈압의 관계

출처: 「Vgontzas AN et al. Sleep 2009;32(4):491-497.」을 변형

숙면은 동안(童顔)을 유지하는 비결

이처럼 숙면을 통해 얻을 수 있는 이점은 셀 수 없이 많습니

다. 그중 대표적인 것이 '성장호르몬 분비 촉진'입니다. 성장호르몬의 역할은 다양하며, 하나같이 이로운 것들입니다. 그중에는 항노화 효과도 있습니다. 성장호르몬은 피부 대사를 활성화하여 주름과 칙칙한 피부를 예방합니다.

숙면과 고운 피부는 떼려야 뗄 수 없는 관계입니다. 고운 피부를 유지하고 싶다면 푹 자야 힙니다. 이것은 꼭 지켜야 할 철칙입니다. 질 나쁜 수면은 성장 호르몬의 분비를 억제하여 피부 트러블을 야기합니다. 사람의 몸은 **입면 후 4시간 이내에 찾아오는 깊은 수면 동안 성장 호르몬을 활발하게 분비**하며, 이 호르몬은 피부 세포의 회복과 재생을 촉진합니다. 그러나 수면 시간이 짧으면 그 효과를 누릴 수 없습니다. 따라서 수면 부족이 계속되면 피부가 거칠어지거나 기름지게 됩니다.

이전에는 오후 10시부터 오전 2시까지, 일명 '골든 타임(신데렐라 타임)'에 자야 성장호르몬이 가장 많이 분비된다고 여겨졌습니다. 그러나 현재는 이 통념이 바뀌어, 몇 시에 잠들던지 입면 후 4시간 이내에 깊은 수면 상태에 도달하면 충분한 효과를 얻을 수 있다는 사실이 밝혀졌습니다. 피부의 노화를 예방하려면 나이에 따라 필요한 수면 시간이 다르지만, 20~50대라면 하루에 적어도 6시간 반 이상, 매일 같은 시간에 자고 같은 시간에 일어나는 생활 습관을 가지도록 합시다.

Routine 17

'잠을 안 자면 살이 찐다'는 건 사실이다

✳

저녁 식사를 하는 적절한 시간대를 단정 지을 수는 없지만, '너무 이르지도, 너무 늦지도 않은 시간대가 바람직하다'는 것은 확실하게 말할 수 있습니다. 너무 일찍 저녁을 먹으면 자려고 할 때 배가 고파서 잠들기 어려울 것이고, 반대로 너무 늦게 먹으면(특히 자기 직전) 지금부터 설명할 여러 가지 불이익을 감수해야 합니다.

우선, **자기 직전에 식사를 하면 수면의 질이 저하됩니다.** 음식을 섭취하면 혈당 수치가 올라가고, 이를 정상 수치로 되돌리기 위해 인슐린이 분비됩니다. 만약 식사하자마자 바로 이불 속에 들어가 잠을 잔다면, 인슐린 분비가 과해져 교감신경을 자극하게 됩니다. 교감신경이 우세해지면 수면이 얕아지므로, 자기 직전의 식사는 식사량과 관계없이 수면을 방해합니다.

자기 전 식사는 비만의 주범이기도 합니다. 식사 후 바로 잠들면 섭취한 에너지가 중성지방으로 저장됩니다. 즉, 자기 직전에 식사를 하면 수면 장애와 비만이라는 더블 펀치를 맞을 가능성이 높아지고, 결과적으로 다양한 건강 문제가 생길 위험이 커집니다.

그 중에서도 죄악은 한밤중에 식사를 하고 바로 자는 것입니다. **심야 시간에는 지방 축적 작용이 있는 BMAL1 단백질이 다량 분비되기 때문입니다.** 따라서 심야에 폭식 후 바로 자는 것은 과장이 아니라 정말로 수명을 줄이는 행위입니다. 여기에 알코올까지 더해지면 위험성은 더욱 높아집니다. 밤 10시 이후에는 되도록 이런 행동을 삼가도록 합시다.

식욕이 폭발하는 이유는 잠을 푹 못 잤기 때문

수면 부족과 생체 시계의 교란(취침 시간과 기상 시간이 일정하지 않음)은 비만을 유발합니다.

2004년, 미국 스탠퍼드대에서 식욕을 촉진하는 호르몬인 '그렐린'과 식욕을 억제하는 호르몬인 '렙틴'의 수면 중 분비량에 관한 연구를 진행했습니다. 연구에 따르면, 8시간 수면을 취한 사람에 비해 5시간밖에 못 잔 사람은 그렐린 분비량이 15% 증가했고, 렙틴은 15% 감소했습니다. 즉, **인간의 몸은 수면이 부족할수록 식욕을 느끼기 쉽게 되어 있다는 것입**

니다.

게다가 수면 부족으로 인해 기초 대사를 높이는 성장 호르몬의 분비가 억제되면, 소비되는 칼로리도 줄어듭니다. 식욕은 왕성해지는데, 섭취한 음식을 효율적으로 소화하지 못하는 체질이 되어버리는 것입니다.

미국 컬럼비아대에서 32~59세 남녀 1만 8천 명을 대상으로 수면 시간과 비만의 상관관계를 조사한 결과, 평균 7~9시간 수면을 취한 사람에 비해 5시간만 잔 사람은 비만율이 50% 증가했고, 수면 시간이 4시간 이하인 사람은 비만율이 무려 73% 증가했습니다.[1] 즉, **잠을 안 자면 살이 찐다는 것은 의심할 여지가 없는 사실입니다.**

심지어 단 하루의 수면 부족도 영향을 미칩니다. '미국 임상영양학회지'에 따르면, 질 나쁜 수면을 취한 다음 날에는 대사량이 저하되어 소비 에너지가 최대 20% 감소한다고 합니다. 이와 더불어, 수면 부족 상태에서는 정크 푸드에 손을 대기 쉬워진다고 하니, 그야말로 악순환입니다. 날씬한 몸매

---

[1] 출처: Taheri S, Lin L, Austin D, et al. Short sleep duration is associated with reduced leptin, elevated ghrelin, and increased body mass index' PLOS Medicine. 2004;1(3):e62.
Gangwisch JE, Malaspina D, Boden-Albala B, et al. Inadequate sleep as a risk factor for obesity: analyses of the NHANES I. Sleep. 2005;28(10):1289-96.

를 유지하려면 매일 푹 자는 것이 필수입니다.

Pick up!

나에게 맞는 침구 찾기

✳

자신의 몸에 맞지 않는 침구를 계속 사용하거나, 침실이 편안한 수면을 방해하는 환경이 되어 있다면 아무리 노력해도 수면의 질은 높아지지 않습니다.
최적의 침구와 수면 환경이 아니라고 느낀다면, 당장 올바른 침구 선택과 침실 조성에 나서야 합니다.

이상적인 베개를 고르는 방법

- 베개에 머리를 올렸을 때, 목뼈에서 어깨로 이어지는 S자 곡선을 자연스럽게 유지할 수 있는 모양이 가장 좋습니다.
  (누워 있을 때에도 서 있을 때와 같은 자세가 되는 것이 이상적입니다.)
- 베개의 소재(메밀껍질, 깃털, 비즈, 저탄성 우레탄폼 등)는 기호에 따라 선택해도 되지만, 머리가 푹 꺼질 정도로 푹신한 소재보다는 어느 정도 탄력이 있는 소재가 좋습니다.
- 수면 중 몸을 뒤척였을 때 머리가 베개에서 떨어지지 않

도록, 베개의 폭이 머리 너비의 3배 정도인 제품을 선택하는 것이 좋습니다.
- 선택이 어렵다면 침구 전문점을 방문하여 상담하거나, 맞춤 제작을 하는 것도 좋습니다.

이상적인 매트리스와 이불을 고르는 방법

- 취침 시 이상적인 자세는 바르게 서 있을 때와 동일한 자세입니다. 척추의 만곡이 2~3 cm 정도로 유지되는 제품을 선택하는 것이 좋습니다.
- 너무 푹신하지도, 단단하지도 않은 매트리스와 이불을 감별하는 법

  ☑ **적당히 단단한 경우**
  - 누웠을 때, 전신의 힘이 스르르 빠지는 듯한 느낌이 든다.
  - 등과 허리 사이에 빈 공간이 없으며, 허리에 위화감이 없어야 한다.

  ☑ **너무 푹신한 경우**
  - 누웠을 때, 포근하게 감싸지는 듯한 느낌이 든다면 과하게 푹신한 것이다.
  - 등이 지나치게 휘는 경우 요통의 원인이 될 수 있다.

☑ 너무 단단한 경우
- 몸이 곧게 펴져 자세가 좋아지는 듯한 느낌이 든다면 과하게 단단한 것이다.
- 잠자리가 불편하다.

이상적인 침실을 만드는 방법

- 동쪽에 창문이 있는 방을 침실로 사용하는 것이 좋습니다.
- '수면만을 위한 방'으로 만드는 것이 이상적이며, TV나 컴퓨터는 두지 않는 것이 좋습니다.
- 통기성을 확보하기 위해 침대를 벽에 너무 붙이지 않는다. 특히 겨울에는 차가운 창가에 결로가 생겨 습기가 차기 쉬우므로, 창문에서 10 cm 정도 거리를 두는 것이 좋습니다.
- 침실 조명은 형광등보다 따뜻한 계열의 부드러운 빛을 선택합니다. 호텔을 연상케 하는 풋 라이트(foot light)도 좋은 선택입니다.
- 커튼은 암막 커튼을 추천하지만, 기상 시 빛을 보는 것이 뇌를 활성화하는 데 도움이 되므로 레이스 커튼과 함께 사용하는 것도 좋습니다.
- 소음은 조용한 주택가 수준(40데시벨 이하)이 이상적입니다. 외부 소음이 심하다면 암막 커튼이나 두꺼운 레이스 커튼

을 이중으로 설치해 방음 효과를 높일 수 있습니다.
- 실내 온도는 계절에 따라 적절하게 조절합니다. 여름이라면 약 25도 전후, 겨울에는 약 18도 전후로 설정하여 덥지도 춥지도 않을 정도로 유지합니다. 방 전체를 난방하는 대신, 전기 담요나 온수 매트를 사용해 이불 속을 따뜻하게 유지하는 것도 좋습니다. 습도는 50~60%가 적당하므로, 건조하다고 느껴지면 가습기로 조절하는 것이 좋습니다.
- 방바닥에 바로 이부자리를 깔면 잠자리가 불편할 수 있으므로, 매트리스 등을 활용해 쿠션감을 높이는 것이 좋습니다.

제**4**장

숙면하는 멘탈을 만드는 새로운 습관

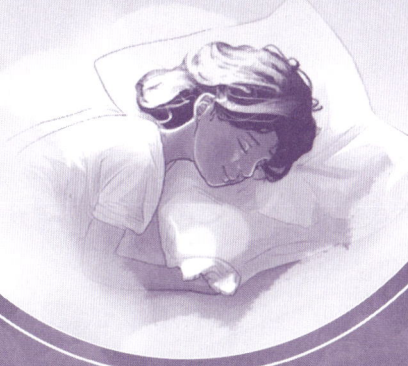

Routine 18

잠들지 못하는
4가지 이유를 숙지하자

✴

가끔 잠들지 못하는 것은 괜찮지만, 이러한 일이 자주 반복되는 것은 심각한 문제입니다. 제대로 원인을 파악하고 조기에 대처할 필요가 있습니다.

그렇다면, 잠들지 못하는 이유는 무엇일까요? 다양한 이유들이 있으니, 하나하나 살펴본다면 문제 해결에 도움이 될 것입니다.

☑ 신체적 원인

취침 시 앓고 있던 질환의 증상이 나타나서 잠을 못 자는 경우가 있습니다. 대표적으로 호흡기 질환으로 인한 기침과 발작, 하지불안증후군(다리가 근질거리는 불쾌감), 고혈압으로 인한 흉부 불편감 등이 있습니다.

또한, 고혈압 약이나 항암제 등 약물의 영향으로 인해 잠들기 어려워지는 경우도 있습니다.

☑ 정신적 원인

스트레스는 심리적인 긴장을 유발하여 교감신경을 활성화합니다. 그러면 뇌가 흥분 상태가 되어 쉽게 잠들지 못하게 됩니다. 또한, 우울증 등의 정신 질환도 입면 장애의 원인이 될 수 있습니다.

☑ 생리적 원인

생체 시계가 흐트러지면 잠들기 어려워집니다. 낮과 밤이 뒤바뀐 생활을 하는 사람은 생체 시계가 어긋나 있을 가능성이 큽니다.

또한, 취침 전에 자극적인 물질을 섭취하는 것도 원인이 됩니다. 예를 들어 카페인과 담배 속 니코틴에는 강한 각성 작용이 있어 수면을 방해할 수 있습니다.

☑ 환경적 원인

수면은 대단히 섬세한 신체 활동이므로, 소리와 빛, 기온 등의 환경 요인에 영향을 받습니다. 이 외에도 자신과 맞지 않는 침구류가 잠을 방해할 수 있습니다.

잠들기 어려워 일상생활이나 업무에 영향을 미친다면, 망

설이지 말고 의료기관에서 진료를 받기를 바랍니다. 특히 **수면과 관련된 문제가 1개월 이상 지속되고, 노력해도 개선되지 않는 경우**에는 병원 진료를 고려하는 것이 좋습니다.

수면 장애로 병원을 방문하고자 한다면, 수면 전문의가 근처에 있다면 가장 좋겠지만, 없다면 내과에 방문하면 됩니다. 수면 장애와 기분 장애 등이 관련되어 있는 경우에는 심료내과[1], 수면 무호흡증후군 등 호흡과 관련된 불면증이라면 호흡기내과, 이비인후과에서 진료를 볼 수 있습니다.

코로나19 팬데믹을 계기로 온라인 초진 진료를 허용하겠다는 내용이 일본 후생노동성에서 발표되었습니다. 이는 새로운 진료 형태로 정착될 가능성이 있습니다. 화상 상담을 활용한 초진 접수 체계가 마련된 병원에서 진료하는 수면 전문의를 발견했다면, 이를 잘 활용해보는 것도 좋습니다(단, 조건·제한이 있습니다).

---

1 역자주: 정신질환을 진료하는 정신과와 구별되며, 주로 심신증(스트레스와 정신적 요소로 인해 발생하는 신체적 불편감)을 다루는 진료과목

Routine 19

수면 후반부에 찾아오는 '렘수면'이 스트레스를 줄인다

✳

수면 시간을 충분히 확보한다면, 피로 회복 효과뿐만 아니라 스트레스 해소 효과도 기대할 수 있습니다. 여기서 다시 한 번, 수면의 메커니즘을 떠올려 보길 바랍니다.

수면은 렘수면과 논렘수면, 두 가지 상태로 이루어져 있습니다. 렘수면은 얕은 수면 상태로, 몸은 쉬고 있지만 뇌는 활동하고 있는 상태를 말합니다. 그리고 논렘수면은 깊은 수면 상태로, 몸과 뇌 둘 다 쉬고 있는 상태입니다. 논렘수면 중에서도 특히 깊은 잠에 빠진 상태를 심수면이나 서파수면이라고 합니다.

둘 중에서도 피로 회복 효과가 큰 것은 몸과 뇌가 둘 다 휴식하는 논렘수면입니다. 비록 수면 시간이 짧더라도 확실하게 깊은 수면을 취했다면 신체의 피로는 어느 정도 회복됩니다.

그러나 스트레스의 경우는 그렇지 않습니다. **스트레스 해소 효과가 있는 것은 렘수면이며, 렘수면 시간을 충분히 확보하기 위해서는 짧은 수면으로는 부족합니다.** 렘수면 상태에 머무는 시간은 수면 후반부일수록 길어지기 때문입니다.

렘수면 상태에서의 뇌는, 하루 동안 얻은 정보의 정리와 정착을 진행합니다. 감정적인 부분에서 잘 정리가 안 되었던 일들이 어떤 계기로 놀랍도록 말끔히 정리되는 경험이 있을 겁니다. 이처럼 뇌는 렘수면 중에 스트레스도 처리하고 있습니다. 스트레스 처리는 신체 피로 회복보다 더 많은 시간이 필요합니다. 구체적으로는 **7~8시간은 푹 자야 합니다.**

물론, 과도한 스트레스를 받지 않도록 노력하는 것도 중요합니다. 자율신경의 혼란으로 인해 불면 등 수면 장애가 생기고, 스트레스가 해소되지 못하여 악순환에 빠지는 경우도 있기 때문입니다.

'잠을 너무 많이 자는 것'은 오히려 역효과

수면 부족이 건강에 안 좋다는 것은 누구나 알고 있을 것입니다. 그러나 과도한 수면에 대한 인식은 부족한 듯합니다. 사실, **'잠은 많이 잘수록 건강해진다'라는 생각은 잘못된 생각입니다.**

너무 오래 자버렸을 때, 눈을 뜨니 숙취 증상처럼 두통이 느껴지고 어지러웠던 경험이 있었을 겁니다. 이것은 **'수면명정(睡眠酩酊)'**[1]이라 불리는 상태로, 시차로 인해 피로를 느끼는 것과 비슷한 상태입니다. 한낮에 일어나도 뇌는 기상 시간을 아침이라 인식하므로 생체 시계에 문제가 생겨 나타나는 증상입니다. 두통뿐만 아니라, 장시간 같은 자세로 있었기 때문에 혈액순환이 나빠지면서 어깨와 등이 무거워지거나 요통이 생길 수도 있습니다.

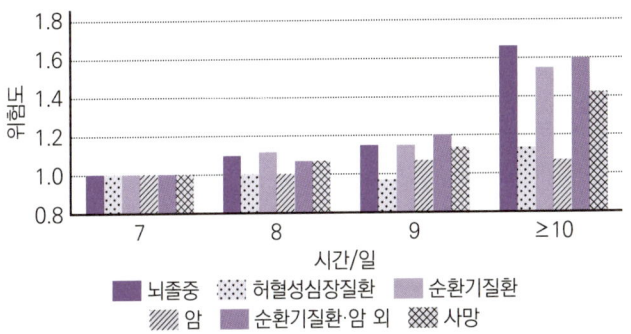

이 조사는 남녀 약 11만 명을 약 15년간 추적 조사하여, 수면 시간과 순환기질환 및 그 외의 사망과의 연관성을 조사한 것이다. 위 그래프는 남성 41,489명에 대해 7시간 수면과 장시간 수면의 사망 위험도를 비교한 것이다.

그림 4-1. 장시간 수면이 사망 위험을 증가시킨다?!

출처: 「JACC웹사이트 池原賢代(Satoyo Ikehara)」'수면 시간과 순환기질환 사망'을 변형

---

1 역자주: Sleep drunkenness; 수면 중이나 수면에서 깨어날 때 일시적으로 혼란스럽고 몽롱한 상태를 보이는 현상

참고로 그림 4-1은 수면 시간과 사망과의 연관성을 조사한 연구입니다. **10시간 이상의 장시간 수면을 취한 사람은 7시간 동안 수면을 취한 사람에 비해 사망 위험도가 증가**했다는 걸 알 수 있습니다. 남성의 경우 전체 뇌졸중에서 1.7배, 순환기질환에서 1.6배 증가합니다. 또한 여성도 뇌졸중에서 1.7배, 순환기질환에서 1.5배 증가합니다.

장시간 수면과 사망과의 직접적인 인과관계는 불명확하지만, 과도한 수면이 좋지 않다는 사실은 틀림없습니다.

Routine 20

'선언 효과'를 활용하면 상쾌하게 기상할 수 있다

✺

큰 소리가 나는 알람시계로 간신히 잠에서 깨는, 아침잠이 많은 사람이라면 다음 방법을 시도해 보길 바랍니다. 기상 시간을 뇌에 각인시키는, 심리학에서 **선언 효과**라고 불리는 방법입니다. 목표를 종이에 적거나, 다른 사람에게 선언함으로써 스스로에게 압박을 주어 목표 달성을 노리는 선언 효과는, 일이나 공부, 연애 등의 영역에서 널리 알려져 있는데, 이를 기상 습관에도 적용해보는 것입니다.

취침 전에 다음 날 기상 시간을 가족에게 말하고, 스스로도 수차례 '○시에 일어난다'고 되뇌는 것만으로 준비는 끝났습니다. 익숙해지기 전까지는 기상 시간이 예상과 다를 수도 있지만, 반복하여 시도하면 효과를 기대할 수 있습니다. 매일 반복하면 **기상 시간에 대한 동기가 생기고, 이윽고 기상 시간 전에 눈을 뜰 수 있게 될 것입니다.** 이 방법은 지속적으로 하는 것이 중요하므로, 마음을 단단히 먹고 시도해 보길 바랍니다.

한편, 절대로 지각하면 안 되는 날이나 기대하고 있는 행사가 있는 날에는 신기하리만큼 상쾌하게 깼던 경험이 있을 겁니다.

이것도 선언 효과와 같은 원리입니다. 취침 전에 기상 시간을 뇌리에 각인함으로써, 혈압을 올려 기상을 돕는 코르티솔이란 호르몬 물질이 분비되고, 그 결과 상쾌하게 눈을 뜨게 되는 것입니다.

반대로 뇌가 준비되지 않은 상태에서 알람 소리에 억지로 잠이 깨면, 코르티솔이 갑작스럽게 분비되므로 뇌에 부담이 가해져 상쾌한 아침을 맞이할 수 없습니다.

기분 좋게 눈을 뜨기 위해서는 **취침 전에 기상 시간을 재확인할 것과**, 또한 **기상 1시간 전부터 햇빛을 쬐어 뇌를 자극**(멜라토닌의 분비도 억제된다)**하는 것이 도움이 됩니다.** 여름철이라면 커튼을 열어 놓고 취침하는 것도 좋습니다.

아침 알람음을 모국어 음악으로 설정하면 뇌가 활성화된다

알람을 설정할 때는, 스마트폰의 일람 기능을 이용하여 좋아하는 음악을 재생하는 것을 추천합니다. 이때 **외국어 음악보다는 '모국어 음악'을 고르는 것이 포인트입니다.** 뇌가 한글

가사를 무의식적으로 인식함으로써, 서서히 깨어나고 상쾌하게 일어날 수 있을 것입니다.

좀 더 신경 쓴다면, **느린 리듬으로 시작하여 점점 템포가 빨라지는 음악이 좋습니다.** 이러한 종류의 음악을 들음으로써 아침에 상쾌하게 깰 수 있다는 연구 보고도 있습니다.

반대로, 절대로 피해야 할 음악은 과도하게 시끄러운 알람입니다. 부교감신경이 우세한 상태에서 단계를 밟지 않고 무리하게 각성시키면, 자율신경과 생체 시계가 흐트러지게 됩니다. 생체 리듬이 망가져 심신의 균형이 깨지면 우울증이 생길 수도 있으므로 주의하길 바랍니다.

교감신경을 자극하여 상쾌한 아침을 맞이하게 해주는 것 중 하나가 '시트러스 계열' 향기입니다. 그중에서도 상쾌한 느낌이 나는 **레몬이나 자몽 향**을 추천합니다.

아침 식사로 먹는 것도 좋고, 아로마 디퓨저의 타이머 기능을 활용하여 기상 시간에 향기를 느낄 수 있도록 설정하는 것도 좋습니다. 아침 목욕 시, 에센스 오일을 소량만 욕조에 풀어 향기를 맡으면, 체온 상승과 더불어 향기의 효과로 각성을 촉진할 수 있습니다. 시트러스 계열 외에도 **페퍼민트나 로즈마리 향**도 교감신경을 자극하는 효과가 있다고 알려져 있습니다.

물론, 이러한 향을 밤에 맡는 것은 역효과입니다. 질 좋은 수면을 취하는 데 방해가 되므로 되도록 피하도록 합시다.

Routine 21

잠이 안 올 때는
담담히 '걱정거리'를 적어본다

✴

이불에 들어가 잠을 청할 때, 생각이 많아져서 잠이 안 왔던 적이 다들 있었을 겁니다.

잠들기 전의 뇌는 특히나 민감한 상태이므로, 생각이 깊어지는 걸 멈출 수 없어 잠에 들지 못하는 경우도 있습니다. 기상 시간이 신경 쓰여 초조해지면, 괜히 더 잠들기 어려워집니다.

정보화 사회에서 사람은 다양한 상황에서 정보를 모으는 작업을 하고 있습니다. 수집한 정보는 여유가 있을 때 뇌에서 처리합니다. 그러나 바쁜 날에는 정보 수집을 빈번히 반복하여 정보 과다 상태가 될 뿐만 아니라, 정보를 처리하기 위한 시간 또한 좀처럼 확보할 수 없습니다. 시간을 확보할 수 있는 건 침대에 누웠을 때뿐이니 취침 시에 생각이 많아져서 잠들지 못하는 것입니다.

생각이 많아 생긴 불면증을 해결하는 방법 중 하나는, 취

침 시의 루틴을 만드는 것입니다. 사람은 습관의 동물이기 때문에, 매일 같은 행동을 반복하면 그 패턴을 뇌에 수면 신호로서 인식시킬 수 있습니다. 예를 들어, 취침 1시간 반 전에 목욕을 하고, 목욕 후 30분 정도 잡지를 보다가 잠자리에 드는 것입니다. 이러한 행동 패턴을 매일 반복하면, 뇌는 그 패턴을 수면 신호로 인식하고, 다소 생각이 많아져도 잠들 수 있게 됩니다.

다른 방법으로는, 걱정거리나 생각나는 것들을 담담하게 글로 써보는 것도 좋은 방법입니다. 과감히 침대에서 일어나 생각나는 것들을 메모해 보세요. 싫은 일들을 노트에 쏟아내는 것입니다. 의외로 이것만으로도 기분이 나아지기도 합니다.

또한, **직접적으로 뇌의 온도를 낮추는 방법**도 있습니다. 마른 수건을 냉동고에 넣어두었다가, 잠들 때 머리 밑에 깔고 누우면 뇌의 열기가 식어 생각이 멈추고 잠들기 쉬워집니다.

참고로, 잠들기 위해 흔히 알려진 방법인 '양을 세는 것'은 근거가 거의 없습니다.

'sheep'이라고 발음할 때 복식 호흡이 촉진되어 몸이 이완되고 잠들기 쉬워진다는 설이 있긴 합니다. 그러나 한국어로 '양이…'라고 발음해두 같은 효과는 기대하기 어렵습니다.

입면에 효과적인 방법으로는 **자연의 바람이나 파도 소리 등 적당한 백색 소음을 들으며 잠자리에 드는 것**이 있습니다. 최근 화제가 된 ASMR도 비슷한 효과를 냅니다. 취향에 맞는 소리를 발견하여 원활하게 잠들 수 있으면 좋겠습니다.

잠들기 직전에는 '주황색 빛'으로 긴장을 풀자

자연스러운 잠을 유도하는 작용을 가진 멜라토닌은, 저녁이 되어 어두워지기 시작하면 분비되며, 어두울수록 분비량이 많아집니다. 따라서 밤에 편의점처럼 밝은 장소(1,500~1,800 lux의 조명)에 오래 머무는 것은 피하는 것이 좋습니다. 저녁 이후에 TV나 스마트폰을 볼 때는 블루라이트 차단 안경을 쓰거나 블루라이트 차단 모드(야간 모드)로 전환해 사용하는 것이 바람직합니다.

또한, 빛의 색도 수면과 관련이 있습니다. 일반적으로 긴장을 풀어주는 색은 색온도가 낮은 색입니다. **따뜻한 느낌의 주황색 빛은 편안한 잠을 유도합니다.** 취침 전에 조명을 따뜻한 색조로 바꾸는 것이 좋습니다.

수면 중에는 방을 완전히 어둡게 만드는 것이 이상적입니다. 다만, 방범상 걱정이 되는 분이 있을 겁니다. 머리맡의 독서등을 켜고 자는 것은 수면의 질에 영향을 줄 수 있지만, 천장 조명의 작은 불빛이나 발밑 조명 정도는 괜찮습니다. 잠들 때 어두워서 불안한 사람은 작은 조명을 켜두고 자면 좋습니다.

Routine 22

도저히 잠이 안 든다면
과감히 이불 밖으로

✳

도저히 잠들 수 없을 때, 방을 어둡게 한 채 '일단 누워 있자'라고 생각하는 사람들이 있습니다. 적어도 몸만이라도 쉬게 하자는 의도겠지만, 이 행동은 좋은 방법이 아닙니다. 어느 정도 휴식 효과는 있을 수 있지만, 수면의 효과는 없기 때문입니다.

문제는, 사람은 어두운 장소에서 눈을 감고 가만히 있으면 부정적인 생각이 떠오르기 쉽다는 점입니다. 불안이나 고민을 떠올리면 스트레스를 느끼고 교감신경이 우세해져 더 잠들기 어려워집니다. 게다가 '잠들어야 한다'는 압박감이 더해져 악순환을 초래하기도 합니다.

도저히 잠이 안든다면, 과감히 이불에서 나와 몸과 마음에 자극을 주지 않는 가벼운 활동을 하는 것이 좋습니다. 마인드풀니스도 추천할 만한 방법입니다. 마인드풀니스란, 지금이 순간에 주의를 기울이고 무언가를 판단하거나 집착하지 않은 상태에서 자신의 내면을 바라보는 것을 말합니다.

줄어든 수면 시간은 플러스마이너스 제로가 되도록 다음 날에 조정하면 됩니다. 다음 날 더 많이 자는 것이 어렵다면, 1주일 안에 30~60분 정도의 범위로 천천히 시간을 들여 조정해도 괜찮습니다. '1주일 안에 조정하면 된다'고 생각하는 것만으로도, 잠들어야 한다는 압박감이 완화될 수 있을 것입니다.

단, 잠들지 못하는 상태가 계속된다면 주의가 필요합니다.

잠을 잘 자고 개운하게 일어나면 기분이 좋아지고, 일에 대한 의욕도 생길 것입니다. 일이나 인간관계에서 어느 정도 스트레스가 있더라도, 수면을 통해 뇌의 피로가 충분히 회복된다면 일상생활을 무리 없이 해낼 수 있습니다. 반대로, 수면 부족이나 불면이 계속되면 뇌의 피로가 회복되지 않아 정신적으로 불안정해지기 쉽습니다. 그리고 불안이나 두려움을 더 강하게 느끼며, 짜증이 나고 화를 잘 내게 됩니다. 이대로 수면 부족, 불면 상태가 지속되면 결국 마음 건강에 문제가 생길 가능성이 높습니다. 그중 하나가 바로 우울증입니다.

우울증은 스트레스 등 여러 가지 원인으로 발생하는 질병입니다. 구체적인 증상으로는 아무 의욕도 생기지 않는다, 집중력이 저하된다, 생각이 정리되지 않는다, 만사에 흥미가 없다, 불안감이 커진다, 식욕이 멈추지 않는다 등의 특징이 있습니다. 이러한 증상은 불면증 증상과도 비슷합니다.

미국에서 약 8,000명을 대상으로 진행된 연구에서는 **불면 증상이 있는 사람이 그렇지 않은 사람보다 우울증에 걸릴 위험이 약 40배 높다는 결과가 나왔습니다.** 같은 연구에서 조사 후 불면이 개선된 사람은 우울증 발병 위험이 불면 상태가 아닌 사람과 거의 비슷한 수준으로 낮아진다는 사실도 확인되었습니다.

또한, 우울증을 겪고 있는 사람을 조사한 결과, 80~85%는 불면, 10~15%는 과다 수면 경향을 보인다는 결과도 있었습니다. 이처럼, 수면과 우울증은 매우 밀접한 관계가 있습니다.

'조금 잠 못 잤다고 죽는 건 아니야'라며 가볍게 생각하는 것은 위험합니다. 불면증은 만성화되기 쉽고, 더 큰 악순환을 불러오며 몸과 마음을 서서히 좀먹을 수도 있습니다.

우울증 초기 증상으로 불면이 나타나는 경우가 많다는 사실도 알려져 있습니다. '좀처럼 잠들 수 없다'고 생각이 들기 시작했다면, 어느새 우울증에 빠져있는 상태일 수도 있습니다.

Routine 23

악몽도
신경쓸 필요는 없다

✳

사람은 잠을 자면 꿈을 꾸게 됩니다. 그 내용은 다양하며, 때로는 악몽을 꾸기도 합니다. '악몽 때문에 잠에서 깼다'는 경험이 있는 사람도 있을 것입니다. 한 번의 악몽도 기분 나쁜 일인데, 반복해서 악몽을 꾸게 되면 불안과 두려움을 느끼게 될 것입니다.

왜 사람은 악몽을 꾸는 것일까요?

애초에 꿈은 낮 동안 보고 듣고 느낀 정보들을 뇌가 정리하는 과정에서 재생되는 것입니다. 의식적이든 무의식적이든 자신이 경험한 기억의 조각들을 연결해 이야기를 만들어내는 것입니다. 즉, **악몽도 마찬가지로 스트레스를 느꼈던 경험을 재생하고 있을 뿐입니다.** 따라서 악몽을 꾸었다고 해서 심각하게 고민할 필요는 없습니다.

다만, 악몽이 지속적으로 반복된다면 우울증과 불안 장

애 등 정신 건강에 문제가 있을 가능성이 있습니다.

심한 경우에는 악몽 장애를 일으킬 수도 있습니다. **악몽 장애는 수면 장애의 일종으로, 반복적으로 악몽을 꾸는 바람에 잠을 방해받고, 일상생활에 지장을 초래하는 상태를 말합니다.**

꿈을 꾸기 쉬운 상태는 얕은 잠에 해당하는 렘(REM)수면 중입니다. 얕은 잠 상태에서는 쉽게 깨어나기 때문에, 악몽을 꾸면 중간에 잠에서 깰 가능성이 높습니다. 문제는 꿈의 내용이 아니라, 악몽으로 인해 수면이 방해받는다는 점입니다. 수면 중에 여러 번 깨어나게 되면 일상생활의 집중력이나 작업 효율이 떨어지는 것은 물론이고, 낮 동안 강한 졸음을 느낄 수 있습니다. 또한, 불안과 짜증이 증가해 대인 관계에도 나쁜 영향을 미칠 수 있습니다. 더 나아가 잠자는 것 자체에 두려움을 느끼게 된다면 심각한 상황입니다.

또한, PTSD(심적 외상 후 스트레스 장애) 환자의 많은 비율이 트라우마와 관련된 악몽에 시달린다고 알려져 있습니다. 장기간 악몽에 시달리고 있다면, 의사와 상담을 통해 증상을 완화할 수 있는 경우도 있을 것입니다.

잠꼬대는 걱정할 필요가 없다

먼저 알아두어야 할 점은, **대다수의 잠꼬대는 위험하지 않다**

는 것입니다. 드물게 수면 장애의 일종으로 나타날 수도 있지만, 대체로 신경 쓸 필요가 없습니다.

수면 중에는 렘수면과 비렘수면이 반복되는데, 잠꼬대는 주로 렘수면 중에 발생합니다. 렘수면은 얕은 잠 상태로, 신체는 자고 있지만 뇌가 활동 중인 상태이기 때문에 잠꼬대가 나오기 쉽습니다.

잠꼬대가 문제로 여겨지는 경우는 **수면이상증**(parasomnias)의 일환일 때입니다. 수면 중에 나타나는, 잠꼬대, 야뇨증, 이갈이, 악몽 등 바람직하지 않은 현상을 총칭하여 수면이상증이라고 부르며, 몽유병도 여기에 포함됩니다. 그중에서도 문제가 되는 것은 수면 중 큰 소리로 잠꼬대를 하거나 비명을 지르는 렘수면 행동 장애입니다. 악몽을 동반하는 경우가 대부분이고, 몸을 크게 움직이는 경우도 있지만 대개 10분 정도면 가라앉기 때문에 위험한 행동이 없다면 지켜보는 것이 좋습니다. 렘수면 행동 장애는 루이소체 치매나 파킨슨병과 동반되는 경우도 있어, 증상이 지속된다면 병원을 방문하는 것이 좋습니다.

잠꼬대의 빈도가 지나치게 많거나 위험한 잠꼬대를 개선하려면, 숙면할 수 있는 환경을 만드는 것이 중요합니다. 편안한 수면을 위해 방 온도를 조절하거나 자신에게 맞는 침구로 바꿔보는 것도 좋습니다. 6장에서 다룰 식습관 개선, 운동 부족 해소 등 생활 습관을 개선하는 것도 효과적입니다.

제5장

낮 시간 졸음을
이겨내는 방법

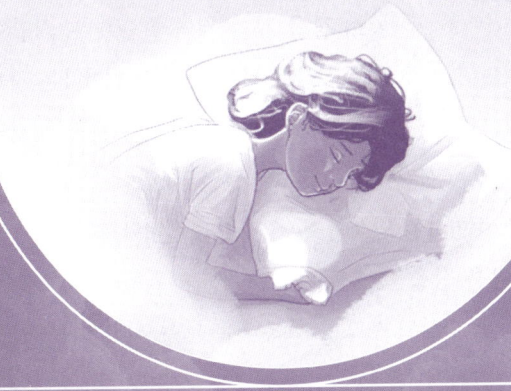

Routine 24

밤 늦게까지 일하는 것보다는 일찍 자는 편이 압도적으로 좋다

✺

일을 하다 보면 퇴근할 즈음에 '내일 아침 첫 회의에 ○○ 자료 준비 부탁해'와 같은 무리한 요구를 해오는 상사도 있습니다. 요즘 시대에는 문제가 될 수 있는 발언이지만, 부하 직원 입장에서는 그 요청에 응하려고 철야를 각오하는 경우도 있을지 모릅니다.

하지만 밤을 새는 것은 정말로 좋지 않습니다. 조금이라도(가능하면 3~4시간 정도) 잠을 자는 것이 좋습니다. 시간이 부족하다면 **평소와 같은 시간에 잠들고, 일찍 일어나는 것이 낫습니다.** 즉, 자료를 만든 후 아침에 3~4시간 자는 것보다, 평소와 같은 시간에 자고 3~4시간만 잠을 잔 뒤 일찍 일어나 자료를 준비하는 방식이 더 좋다는 뜻입니다.

사람은 잠을 자면서 피로를 해소하고 신체를 회복·재생시킵니다. 손상된 세포를 회복하는 데는 뇌하수체에서 분비되는 성장 호르몬이 필수적입니다. 성장 호르몬은 잠이 깊어지고 최상의 수면 상태에 도달했을 때 분비되기 시작합니다. 이를 위한 골든 타임은 바로 '잠들고 나서 첫 4시간'입니다.

뇌를 쉬게 하고 신체의 피로를 회복하는 데 중요한 깊은 수면도 마찬가지로 잠들고 난 3~4시간 안에 찾아옵니다.

즉, 성장호르몬이 많이 분비되며, 깊은 논렘수면이 나타나는 시간이 잠들고 난 첫 4시간입니다. 이상적인 수면 시간에는 미치지 못하지만, 이 시간만이라도 잠을 자면 심신의 건강을 유지하기 위한 최소한의 수면은 확보할 수 있습니다.

피로한 눈을 따뜻하게 하면 부교감신경이 활성화된다

눈을 지나치게 사용해서 생기는 안구 피로는 정상적인 수면을 방해하는 요인 중 하나입니다. 이는 안구 자체가 피로한 것이 아닙니다. 눈을 움직이는 근육이 피로해지면서 혈액순환이 나빠져 발생합니다. 눈이 뻑뻑하거나 충혈되며, 점차 두통이나 어깨 결림 등의 증상으로 발전하기도 합니다.

안구 피로는 자율신경계에도 영향을 미칩니다. 안구 피로가 생기면 눈 주위 근육뿐 아니라 얼굴과 목 근육도 긴장하게 됩니다. 이렇게 되면 뇌로 가는 혈류가 줄어들고, 혈류가 부족해진 뇌는 스트레스를 느껴 교감신경이 활성화되기 쉽습니다.

쾌적하게 수면에 들기 위해서는 무엇보다도 자기 전 눈을 피로하게 하지 않는 것이 중요합니다. 자기 전에 스마트폰의 작은 화면으로 게임을 하는 것은 피해야 합니다. 물론 컴퓨터 사용도 좋지 않습니다.

다만, 업무로 인해 집에서 일을 마치고 자야 할 때도 있을 것입니다. 이럴 때 눈의 피로를 해소하기 위한 간단한 방법이 있습니다. 바로 **온찜질 수건으로 눈을 따뜻하게 하는 것입니다.**

온찜질 수건을 만드는 방법은 간단합니다. 물에 적신 타월을 잘 짜서 돌돌 말고, 전자레인지에서 500 W로 1분간 데우면 됩니다. 온찜질 수건을 눈 위에 올려놓고 약 10분간 그대로 둡니다. 적정 온도는 은은히 따뜻해서 '기분 좋다'라고 느껴질 정도입니다. 만약 '뜨겁다'라고 느껴지면 수건을 펼쳐 약간 식힌 후 사용하세요. 온찜질 수건의 효과로 눈 주위가 따뜻해지고 혈액 순환이 좋아지는 것을 느낄 수 있을 것입니다. 긴장도 풀리고 편안해져서 숙면에 필요한 부교감신경이 활성화됩니다.

Routine 25

올바른 낮잠으로
뇌는 극적으로 회복된다

낮 동안 집중력과 효율성을 높이는 데 놀라운 효과를 발휘하는 것이 15~20분 정도의 짧은 낮잠입니다. 다소 의외로 느껴질 수 있지만, **낮잠 전에 커피를 마시는 것을 추천합니다.**

커피의 좋은 향은 부교감 신경을 활성화해 마음을 편안하게 해주는 효과가 있습니다. 이는 곧 최면 작용을 기대할 수 있다는 뜻입니다. 특히 수면이 부족한 상태라면 더 쉽게 잠에 들 수 있을 것입니다.

반면, 커피에 함유된 카페인은 교감신경을 자극해 졸음을 없애고 정신을 맑게 하는 각성 효과를 가지고 있습니다. 커피의 향과는 정반대의 효과로, 커피의 효능으로 각성 효과를 먼저 떠올리는 사람이 많을 것입니다.

커피 향은 맡는 즉시 이완 효과를 주지만, 카페인을 섭취한 뒤 각성 효과가 나타나기까지는 약 20~30분이 걸립니다.

즉, 약간의 시차가 존재합니다. 이 시간에 낮잠을 자면 **수면을 통한 휴식 효과와 카페인의 각성 효과를 모두 누릴 수 있습니다.** 낮잠 후에는 머리가 맑아지고 업무나 공부의 효율이 향상되는 것을 실감할 수 있을 것입니다.

낮잠을 자기에 가장 좋은 시간은 오후 1시 전후입니다. 늦어도 오후 3시까지는 낮잠을 끝내도록 하세요. 이보다 늦은 시간에 낮잠을 자면 밤에 숙면을 취하기 어려워져 본말전도가 될 수 있습니다.

그리고 **20분 이상 자지 않도록 주의가 필요합니다.** 20분 이상 자면 잠이 깊어져 깨어났을 때 오히려 더 개운하지 않을 수 있습니다. 카페인이 효과를 발휘하기 시작하는 타이밍에 맞춰 일어나는 것이, 짧은 시간에도 상쾌하게 깨어나는 비결입니다. 평소 수면 부족을 느끼는 분이라면 꼭 한 번 시도해 보세요.

핫커피가 아이스커피보다 졸음을 잘 쫓는다

낮 동안 졸음을 쫓기 위해 마시는 커피는 아이스커피보다 핫커피가 더 효과적입니다. 카페인에 의한 각성 효과가 더 빨리 나타나는 것은 핫커피 쪽입니다.

카페인이 혈중 농도 최고치에 도달하기까지의 시간은 핫커피가 아이스커피보다 빠릅니다. 그 이유는 첫째, 핫커피의 카페인 함유량이 더 많은 경우가 많기 때문입니다. 둘째, 차가운 음료는 소장의 점막에 있는 모세혈관을 수축시키고 위 운동을 저하시키기 때문에 카페인의 흡수가 더디게 진행될 수 있기 때문입니다.

다만, 졸음을 쫓기 위해 커피에 지나치게 의존하는 것은 바람직하지 않습니다. 카페인은 아데노신이라는 수면 유도 물질의 작용을 차단하여 졸음을 억제하지만, 이는 일시적으로 막는 것에 불과합니다. 뇌는 여전히 수면을 필요로 하고 있으므로 결국 잠을 자야만 합니다.

비슷하게, 카페인이 포함된 음료로는 에너지 드링크가 있습니다. 많은 음료 제조사에서 에너지 드링크를 판매하고 있으며, 업무 효율 증진, 피로 회복, 야근 등에 마시는 사람들이 많을 것입니다.

그러나 카페인의 효과가 떨어지면 졸음이 오거나 집중력이 감소하는 경우가 있는데, 이를 '카페인 크래쉬(caffeine crash)'라고 합니다. 또한, 에너지 드링크를 일상적으로 자주 섭취하면 카페인 중독을 초래할 수 있으며, 심한 경우 사망에 이른 사례도 있습니다. 가끔씩 마시는 것은 괜찮지만, 적당히 마시는 것이 중요합니다.

Routine 26

점심 메뉴를 검토하여 오후의 졸음에 대처하라

✴

인간에게는 서카디안 리듬이라 불리는 생체 시계가 있습니다. 그런데 이와는 별도로, **'수면 압력'이라는 졸음의 강약 리듬**도 동시에 작용합니다. 수면 압력이 처음으로 가장 강해져 졸음이 오는 시간은 기상 후 6~7시간 후입니다. 예를 들어, 아침 6시에 기상했다면 12~13시 정도의 시간대에 해당됩니다.

그 이후 졸음은 다시 약해지기 시작하며, 다음으로 졸음이 강해지는 시간은 밤 1~2시쯤입니다. 이렇게 24시간 중 두 번의 졸음의 피크가 있으며, 그중 하나가 점심 시간 즈음에 해당하는 것입니다.

이러한 이유로 낮 시간에 졸음이 오는 것은 자연스러운 반응이며, 졸음이 절정에 이르는 시간대에는 뇌의 퍼포먼스가 크게 저하됩니다. 수면 부족 상태라면 본래 졸리기 쉬운 상황이기에 더욱 졸립니다.

또 한 가지, 식사 또한 졸음을 유발하는 요인 중 하나입니다. 이는 식사 후에 상승한 혈당치(식후 혈당치)를 낮추기 위해 인슐린이 분비되기 때문입니다. 인슐린이 분비되면 자연스럽게 졸음이 오는데, 특히 포만 상태에서는 인슐린이 대량으로 분비되므로 강한 졸음이 엄습합니다. 그리고 혈당치가 계속 높은 상태로 유지되면 생활습관병으로 이어질 가능성이 커지기 때문에, 수면과는 별개로 주의가 필요합니다. **점심 식사는 탄수화물(당질)을 적게 하고, 단백질이나 식이섬유가 풍부한 야채를 의도적으로 섭취**하면 졸음이 덜 올 것입니다.

그럼에도 불구하고, 도저히 졸음을 참기 힘들다면 질병의 가능성을 의심해야 합니다. 기면증(narcolepsy)이라는 병은 시간이나 장소와 상관없이 갑작스러운 강렬한 졸음에 휩싸이는 과다수면증의 일종입니다. 과다수면증에는 뇌 속 신경세포가 각성에 필요한 물질을 생성하지 못하게 되는 경우나, 감염증이나 사고의 영향, 유전적 요인이 원인이 되는 경우 등이 있으며, MRI 등의 검사로 발견하기 어려운 것으로 알려져 있습니다. 충분히 잠을 자고 있음에도 불구하고 낮 시간에 졸거나, 정신이 몽롱해지고 말이 잘 나오지 않는 경우라면 한 번 병원에서 진찰을 받아보는 것이 좋습니다.

수면에 나쁜 점심: '매운 음식'과 '뜨거운 음식'

아침 식사는 멜라토닌의 재료가 되는 영양소인 트립토판과 GABA가 풍부한 식재료를 섭취하는 것을 추천합니다. 대두 제품, 우유, 바나나, 요구르트 등을 적극적으로 섭취하도록 하세요.

점심 식사는 아침 식사 후 4~5시간 후에 하는 것이 이상적입니다. 아침에 먹은 음식이 이미 소화되어 있어 몸에 부담도 적습니다. 식사 간격이 너무 길거나 짧아도 좋지 않습니다.

오후에 활기찬 활동을 위해 점심 식사에서는 '몸을 만드는 영양소'인 단백질을 충분히 섭취하는 것이 중요합니다. **점심은 육류와 같은 고단백 식재료를 섭취하기에 가장 적합한 시간대입니다.**

반대로, **점심 식사에 적합하지 않은 것은 전골이나 뜨거운 국물 요리 그리고 향신료를 잔뜩 넣은 매운 음식입니다.** 뜨거운 음식이나 매운 음식은 머리가 맑아질 것 같은 이미지가 있지만, 낮 시간에 심부 체온이 과도하게 상승한 반동으로 체내 시계의 리듬이 깨져서 졸음이 오거나 밤에 잠들기 어려워질 수 있습니다. 숙면을 위해서라도 식사 메뉴와 다이닝에 주의하길 바랍니다.

Routine 27

아침 일찍 일어나야 하는 날에는 평소대로 자고 수면 시간을 줄이자

✴

출장 등으로 다음 날 아침 평소보다 일찍 일어나야 할 필요가 있을 때, 일찍 잠자리에 드는 사람들이 많을 것입니다. 하지만 평소부터 일정한 수면 습관이 자리 잡혀 있는 사람일수록 평소보다 일찍 잠드는 것은 쉽지 않습니다.

그렇다면, 아침 일찍 일어나야 하는 날의 전날 밤은 어떻게 해야 할까요?

결론부터 말하면, '**평소대로 자고 수면 시간을 줄이는 것**'이 정답입니다. 수면 시간이 조금 줄어들더라도, 수면의 질은 확보할 수 있기 때문입니다. 다만, 줄어든 수면 시간은 다음 날 밤에 수면 시간을 늘리는 등으로 보충해야 합니다. 이를 방치하면 수면 부채가 쌓여, 집중력이 떨어지고 실수를 연발하는 등 낮 시간 동안의 퍼포먼스 저하로 이어질 가능성이 있습니다.

어떻게든 일찍 잠들고 싶다면, 평소의 루틴을 앞당기는 방법이 있습니다. 단, 하루에 앞당길 수 있는 시간은 1시간 정도라고 합니다. 평소보다 1시간 일찍 목욕을 하여 심부 체온을 높이도록 합시다.

또한, 스스로 취침을 유도하는 '취침 스위치'를 켜는 습관을 만드는 것도 좋습니다. 예를 들어, 잠옷으로 갈아입거나 차분한 음악을 틀어놓는 것 등 무엇이든 괜찮습니다. 방 안의 조명을 어둡게 하고 자신만의 취침 의식을 수행하며, '지금부터 잠들겠다'는 스위치를 켜 보세요. 이때, 스마트폰 사용은 금물입니다. 취침 스위치를 켜는 습관이 자리 잡으면, 시간대를 조정해도 더 원활하게 잠들 수 있게 됩니다.

출장지의 여관이나 호텔에서는 잠을 잘 이루지 못한다는 이야기를 자주 듣습니다. 그 이유는 크게 두 가지로, 하나는 환경 변화로 인한 신경 과민, 또 다른 하나는 베개의 형태가 맞지 않아서입니다. 특히, 집에서 자신의 목에 꼭 맞는 베개를 사용하는 사람들에게 이러한 문제가 많이 나타납니다. 이럴 때는 평소 사용하는 베개의 각도와 높이에 최대한 가깝게 조정할 수 있도록 수건 등을 이용해 조절해 보세요.

재택근무 날에도 밤에는 일하지 않기
재택근무일에도 평소처럼 낮 시간 동안 일을 하도록 합시다.

재택근무는 출퇴근 시간을 다른 용도로 사용할 수 있거나, 아이를 돌보는 등의 이유로 일을 잠시 중단할 수 있는 등 유연한 스타일로 일할 수 있습니다. 하지만 그 반면에, 낮 시간 동안 집안일이나 주변 환경에 영향을 받아, 핵심적인 업무를 밤이 깊어진 뒤에야 하는 사람들이 많은 것 같습니다.

이는 마치 '준(準) 야근'을 하는 것과 같아서, 출근일과 재택근무일이 혼합된 경우 생활 리듬이 무너질 위험이 있으므로 주의가 필요합니다. 실제로, 이러한 생활 방식 변화로 인해 수면 장애가 증가하고 있는 추세입니다.

가족이 있는 경우 쉽지 않을 수도 있지만, 대화를 통해 출퇴근할 때와 동일한 시간대에 집에서 핵심 업무를 볼 수 있도록 협조를 구합시다. 상황적으로 어려운 경우, 공유 오피스 등 외부에서 집중할 수 있는 공간을 이용하여 낮 시간에 집중적으로 일할 수 있는 환경을 확보하는 것이 좋습니다.

Routine 28

'아침형'인지 '저녁형'인지 자신의 크로노타입을 알아두자

✳

수면 유형을 '아침형'과 '저녁형'으로 나눠 설명하는 경우가 있는데, 이를 '크로노타입(chronotype)'이라고 합니다. 예를 들어, '아침 활동을 시작했더니 컨디션이 좋아졌다'라든가 '가족이 잠든 후 시간이 가장 집중이 잘 된다' 등, 여태까지의 경험을 통해 자신의 경향을 어느 정도 이해하고 있는 사람도 많을 것입니다. 취침하기 쉬운 시간대나 일이 잘 되는 시간대는 개인차가 있기 때문에, 자신의 크로노타입을 인지하는 것은 좋은 수면 습관을 기르는 데 있어서 중요합니다.

이 크로노타입은 기본적으로 유전에 의해 결정된다고 합니다. 따라서 '낮에 졸린 것은 유전자 탓이다'라는 것도 충분히 가능성 있는 이야기입니다. 하지만 유전적으로 저녁형이라고 해서 낮 시간의 활동을 포기할 필요는 없습니다. **크로노타입은 외부 요인에 의해서도 변할 수 있기 때문에 어느 정도**

교정이 가능합니다.

예를 들어, '나이가 들면 아침형이 된다'는 것은 잘 알려진 현상인데, 이것도 연령이라는 외부 요인에 의해 크로노타입이 변화한 결과입니다. 외부 요인을 활용하는 사례로, **아침형 생활을 하고 싶다면 오전에 자연광을 많이 쬘수록 아침형에 가까워진다**고 하니 시도해 보세요. 구체적으로는 암막 커튼을 떼어 내거나, 매일 아침 30분 정도 테라스에서 차를 마시는 시간을 가지는 등 작은 시도를 통해 교정이 가능합니다. 또한, 밤에는 강한 빛을 최대한 피하는 것도 효과적입니다.

반대로, 밤 늦게까지 자지 않는 일이 반복되면 취침 시간이 점점 늦어지고, 크로노타입이 점점 저녁형으로 변화하게 됩니다. 낮 동안의 업무 효율에 지장을 주지 않도록 평소에도 생활 리듬이 지나치게 흐트러지지 않도록 의식적으로 노력하는 것이 중요합니다.

심신의 퍼포먼스를 끌어올리는 7시간 수면

크로노타입이 사람마다 다른 것처럼, **모든 사람에게 공통적으로 적용될 만한 '최적의 수면 시간'이라는 것은 존재하지 않습니다.** 이는 직장이나 가정 환경, 스트레스의 유무, 연령, 성격 등에 따라 큰 개인차가 있기 때문입니다. 애초에 수면 시간은 나이에 따라 변화하는 것입니다. 예를 들어, 평일 평균 수면 시간을 보면, 10대 남성은 7시간 47분, 30대는 6시간 59분, 50대는 6시간 51분으로 변화합니다(출처: 일본 NHK, 「일본인의 생활시간·2015」). 또한, 나이가 들수록 잠이 얕아지는 것도 확인되었습니다.

그렇다고 해서 수면 시간을 신경 쓰지 않아도 된다는 뜻은 아닙니다.

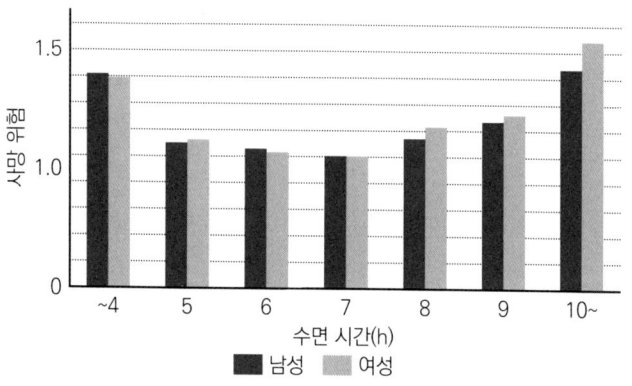

약 10년 사이 사망한 사람의 평일 수면 시간을 기준으로 비교. 수면시간이 7시간 (6.5~7.4시간)을 기준(사망 위험 1.0)으로 산출하였다.

그림 5-1. 사망률이 낮은 사람의 수면시간은 7시간

출처: JACC 웹사이트. Akiko Tamakoshi (玉腰暁子)
「수면시간과 총사망률의 관계」에서 인용

일본과 미국에서 이루어진 연구에 따르면, '수면 시간이 너무 길거나 너무 짧으면 건강을 해칠 위험이 커진다'는 결과가 나왔기 때문입니다.

일본에서 진행된 연구는 평일 수면 시간이 10년 후 사망률에 어떤 영향을 미치는지 추적한 조사였습니다. 그 결과, 사망률이 가장 낮은 그룹은 남녀 모두 '수면 시간이 약 7시간 정도인 그룹'이었습니다. 미국의 조사에서도 동일한 결과가 나왔기 때문에, **심신의 퍼포먼스를 가장 잘 끌어내기 위해서는 7시간 정도의 수면이 최적이라고 할 수 있습니다.**

Pick up!

수면 노트 활용하기

✴

낮 동안의 퍼포먼스를 높이기 위한 '수면 노트'를 소개합니다.

☑ 수면 노트 작성 방법
1주일 1페이지를 기준으로 작성합니다.

기입 항목(②와 ③은 가능하면 오전 중에 작성)
① 날짜
② 당일 밤의 예정된 취침 시간(목표)
③ 다음 날의 예정된 기상 시간(목표)
④ 실제 전날 밤의 취침 시간(아는 범위 내에서 작성)
⑤ 실제 기상 시간
⑥ 총 수면 시간

☑ 수면 노트를 활용한 회고 방법

1주일이 끝나면 기록한 내용을 되돌아봅니다.

회고 항목
① 셀프 평가: 푹 잘 수 있었는지, 낮 동안 컨디션은 어땠는지?
② 목표를 달성하지 못했다면, 그 이유는 무엇인지?
③ 다음 주를 향한 의지와 개선점

다음 페이지에 작성 예시가 나와 있으니 참고하길 바랍니다.

[수면 노트 작성 예시]

목표	결과
○월 ○일 (월) 23시 → 6시	1시 → 6시 (5시간)
○월 ○일 (화) 23시 → 6시	2시 → 6시 (4시간)
○월 ○일 (수) 23시 → 6시	0시 → 7시 (7시간)
○월 ○일 (목) 23시 → 6시	1시 → 7시 (6시간)
○월 ○일 (금) 23시 → 6시	23시 → 6시 (7시간)
○월 ○일 (토) 23시 → 6시	0시 → 6시 (6시간)
○월 ○일 (일) 23시 → 6시	1시 → 6시 (5시간)

- 목표 취침시간을 달성한 건 하루 뿐.
- x일은 술자리에 참석하여 취침 시간도 늦어졌다.
- x일과 x일은 지쳐있었는지 눈을 떴다가 다시 잤다.
- 악몽을 자주 꾼다. 스트레스를 받고 있나?
- 6시간은 푹 자고 싶다.
- 다음 주부터는 0시에는 침대에 눕도록 하자.

제**6**장

잠들기 쉬워지는
작은 '수면 습관'

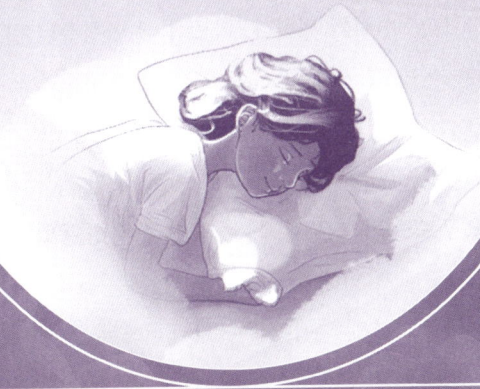

Routine 29

아침 식단만 바꿔도 밤에 잠이 잘 온다

✳

아침 식사 시 트립토판이라는 영양소를 포함한 식재료를 적극적으로 섭취해야 합니다. 트립토판은 필수 아미노산 중 하나로, 체내에 들어오면 자율신경의 활동을 활성화하고 마음의 균형을 조절하는 세로토닌이라는 호르몬으로 변환됩니다. 그리고 낮 동안 체내에서 분비된 세로토닌은 밤이 되면 효소의 작용에 의해 자연스럽게 수면을 유도하는 멜라토닌이라는 호르몬으로 변하게 됩니다. 이로 인해 아침부터 일정 시간이 지나면 자연스럽게 졸음이 찾아오는 메커니즘이 작동하게 됩니다.

트립토판이 풍부한 음식들은 **낫토, 된장 등 대두 제품, 치즈, 요구르트와 같은 유제품, 계란, 견과류 등입니다.** 트립토판은 인슐린에 의해 뇌로 운반되기 때문에, 당이 되어 인슐린 분비를 촉진하는 백미를 함께 섭취하는 것이 좋습니다. 세로토닌 합성에 필수적인 비타민 B6가 풍부한 가다랑어, 참치, 연어 등의 생선을 함께 섭취하면 완벽한 아침 식사가 됩니다. 이러한 음식으로 만들 수 있는 식사로 가장 먼저 떠오르는 것이 **구운 연어, 된장국, 낫토, 백미와 같은 전형적인 일본식 아침 식사 메뉴**입니다. 이는 숙면을 위해 이상적인 조합이라고 할 수 있습니다. 서양식 아침 식사를 선호한다면, 베이컨 에그, 요구르트, 치즈 토스트와 같은 메뉴를 추천합니다.

또한, 규칙적인 아침 식사는 생체 시계를 조절하는 데에도 효과가 있습니다. 아침에는 햇빛을 충분히 받고 기상한 뒤, 반드시 1시간 이내에 아침 식사를 마치도록 하세요.

매일 요구르트를 먹으면 수면 호르몬이 만들어진다

요구르트는 장내 환경을 정돈해줄 뿐 아니라, 트립토판도 풍부하게 포함되어 있어 매일 섭취하면 깊은 잠에 들 수 있게 됩니다.

'뇌가 관장하는 수면과 장내 환경이 무슨 관계가 있을까?'라고 생각할지도 모르겠지만, 이 둘은 놀랍도록 깊은 연관이 있습니다.

예를 들어, 수면 호르몬인 멜라토닌은 뇌의 송과체에서 분비되지만, 그 원료가 되는 세로토닌이라는 호르몬의 대부분은 장내에서 만들어집니다. 이 사실만으로도 두 가지가 무관하지 않음을 이해할 수 있을 것입니다.

장이라는 기관은 '제2의 뇌'라고도 불릴 만큼 독자적인 신경 네트워크를 가지고 있습니다. 일반적인 장기는 뇌의 명령이 없으면 활동할 수 없지만, 장은 다릅니다. 장에는 뇌의 명령 없이도 활동이 가능할 뿐만 아니라, **장의 상태가 뇌의 기능에 영향을 미치는** '역방향 경로'도 존재합니다.

즉, 뇌에서 장으로의 일방적인 관계가 아니라, 서로 밀접하게 연결된 관계라는 뜻입니다. 이것이 최근 주목받고 있는 '**뇌장상관(腦腸相關)**'이라 불리는 것입니다.

장내에 있는 균에는 크게 세 종류가 있습니다. 몸에 이로운 작용을 하는 '유익균', 해로운 영향을 미치는 '유해균', 그리고 어느 쪽에 속하지는 않지만 둘 중 우세한 쪽에 가담하는 '중간균'입니다. 장내 환경을 좋게 하기 위해서는 당연히 유익균을 늘리는 것이 좋습니다. 그리고 유익균을 늘리는 데 딱 맞는 것이 유산균과 비피더스균 등 유익균이 풍부한 요구르트입니다.

요구르트 섭취량은 하루에 200 g 정도면 충분합니다. 장내에서 멜라토닌을 효율적으로 만들어내기 위해서는 아침과 밤에 각각 100 g씩 나누어 먹는 것이 이상적입니다.

플레인 요구르트의 신맛이 싫다면, 비피더스균이 좋아하는 올리고당을 조금 추가하거나, 바나나, 키위, 멜론 등의 달

콤한 과일과 함께 먹는 것을 추천합니다. 이 과일들은 트립토판뿐만 아니라, 비타민 B6도 풍부하게 포함되어 있어 요구르트와의 궁합이 뛰어난 과일들입니다.

Routine 30

잠자는 동안의 회복력을 높이는 3가지 아미노산

✱

잠자는 동안 우리 몸은 수리와 재생이 이루어집니다. 이를 위한 재료로 필수적인 것이 바로 단백질입니다. 이 단백질을 구성하는 아미노산 중에서도, 수면의 질을 높이기 위해 꼭 필요한 3가지 아미노산이 있습니다.

첫 번째는 **트립토판**(tryptophan)입니다. 트립토판은 세로토닌과 멜라토닌의 원료가 되는 중요한 아미노산입니다. 트립토판은 인체에서 합성할 수 없는 필수 아미노산이기 때문에, 반드시 식사를 통해 섭취해야 합니다. 트립토판이 풍부한 식재료로는 닭가슴살, 소고기, 우유, 치즈, 달걀, 바나나, 대두 제품, 견과류 등이 있습니다.

두 번째로 중요한 아미노산은 GABA (**Gamma-Aminobutyric Acid**)입니다. GABA는 심신을 이완시켜주는 작용을 하며, 불면증을 개선하는 효과가 있습니다. GABA가 많이 함유된 식재료로는 현미, 잡곡류, 토마토, 브로콜리 새싹, 카카오 등이 있습니다.

그리고 세 번째는 **글리신**(glycine)입니다. 글리신은 체내 심부 체온을 낮추는 작용을 하며, 수면 스위치를 켜주는 역할을 합니다. 글리신은 새우, 게, 오징어 등에 많이 들어 있습니다.

참고로, 수면과 면역력은 밀접한 관련이 있습니다. **면역력을 높이는 데 중요한 영양소 중 하나가 비타민 D입니다.** 비타민 D는 햇빛을 직접 쬐면 인체에서 합성할 수 있지만, 사무실에서 일하는 시간이 많은 사람들에게는 부족하기 쉬운 영양소입니다. 비타민 D는 연어, 고등어, 참치, 정어리와 같은 생선류 및 버섯류에도 함유되어 있으므로, 이를 적극적으로 섭취하여 부족분을 보충하는 것이 좋습니다.

또한, **수면 리듬을 조절하는 데 필수적인 영양소로 비타민 B12가 있습니다.** 비타민 B12가 풍부한 식재료로는 굴, 바지락, 가리비, 구운 김, 간(소, 돼지, 닭) 등이 있습니다.

특정 성분을 보충하는 영양제를 활용하는 것도 방법

요즘에는 숙면에 도움을 주는 영양제도 다양하게 출시되고 있습니다. 신경이 예민하거나 쉽게 불안해지는 사람에게는 GABA나 테아닌이 함유된 영양제를 추천합니다. GABA는 불면증을 개선하는 효과가 있으며, 테아닌은 녹차에 포함된 성분으로, 각성 상태를 유지하는 물질을 차단해줍니다. 또한, 알파파의 활성화를 촉진하여 이완 효과를 기대할 수 있습니다.

체온이 높아져 잠들기 어려운 사람에게는 글리신이 포함된 영양제가 적합합니다. 글리신은 혈관 확장 작용을 통해 심부 체온을 낮추는 데 도움을 줍니다. 참고로, 콜라겐의 3분의 1은 글리신으로 구성되어 있습니다.

수면 리듬을 조절하고 싶은 사람에게는 비타민 B12나 라푸마 잎 추출물이 함유된 영양제가 좋다고 알려져 있습니다.

표 6-1. 주요 수면제[1]

분류	설명
1. 벤조디아제핀계	작용 시간에 따라 초단시간형, 단시간형, 중간시간형, 장시간형으로 분류됨. 부작용이 많음 **대표 제품** 트리아졸람, 브로티졸람, 플루니트라제팜 등
2. 비벤조디아제핀계	벤조디아제핀계 수면제에 비해 의존성과 부작용이 줄어든 약물. 초단시간형만 존재 **대표 제품** 조피클론, 졸피뎀, 에스조피클론 등
3. 호르몬 계열	수면 호르몬(멜라토닌) 수용체 작용제 및 각성 호르몬(오렉신) 수용체 길항제 **대표 제품** 라멜테온, 수보렉산트, 렘보렉산트 등

---

[1] 역자주: 한국에서 사용되는 성분명으로 번역

수면 보조제로 수면제를 선택하는 방법도 있습니다. 최근에는 약물의 개량이 많이 이루어져, 부작용이 적고 의존성이 낮은 약물도 늘어나고 있습니다. 하지만 가능하다면 수면제에 의존하지 않기를 바랍니다. 불면증으로 고생하는 분들은 무턱대고 약에 손을 대기 전에, 먼저 식습관과 생활 리듬을 개선하는 데 초점을 맞추어 보시길 바랍니다.

Routine ㉛

목욕 시간은 취침 시간에서 역산해서 정하자

✳

앞서 설명했듯이, 수면 호르몬인 멜라토닌의 작용에 따라 심부 체온은 아침부터 낮 동안에 상승하며, 활발하게 활동하는 낮 시간 동안 높은 상태를 유지합니다. 그러다가 저녁 이후에는 조금씩 하강하여, 취침 시에 가장 낮아지는 일정한 리듬을 따르게 됩니다.

졸음은 심부 체온이 낮아짐에 따라 찾아오는데, 이 변화에는 한 가지 특징이 있습니다. 바로 '심부 체온이 내려가기 직전에 한 번 상승시키면, 그만큼 더 깊이 하강한다'는 점입니다. 심부 체온이 가파르게 하강하는 곡선을 그리기 때문에, 평소보다 강한 졸음이 찾아오고 깊이 잠들 수 있게 됩니다.

다르게 말하면, **'취침 시간에 맞춰 심부 체온이 의도적으로 낮아지도록 조절하면 더 쉽게 잠들 수 있다'**는 뜻입니다. 이를 실천할 방법을 소개하겠습니다.

가장 효과적인 방법은, '이 시간에는 잠들고 싶다'고 생각하는 시간에서 **역산하여, 취침 1시간 반~2시간 전에 목욕**하는 것입니다. 이때의 목욕은 몸을 씻어내는 것이 아니라, 욕조에 몸을 담가 체온을 높이는 것을 의미합니다.

목욕을 통해 심부 체온을 최고점까지 올린 뒤, 욕조에서 나온 후 체온이 낮아지는 과정을 이용해 졸음을 유도하는 것입니다. 이 타이밍이 취침 1시간 반~2시간 전입니다. 이 시간에 맞춰 취침 준비를 하고 침대에 눕는다면, 기분 좋은 졸음이 찾아올 것입니다.

참고로 뜨거운 물에 짧게 몸을 담그는 것보다는 **미지근한 물에서 천천히 몸을 담그는 것이 더 좋습니다.** 아무리 바빠도 최소 10분은 목욕 시간을 확보하도록 하세요. 만약 목욕 시간을 확보하기 어려운 경우에는, 탄산발포 입욕제를 사용하는 것도 효율적으로 심부 체온을 올리는 데 도움을 줄 수 있습니다.

여름철 등에는 땀을 많이 흘리고 귀가한 후, 저녁 식사 전에 목욕을 끝내는 경우도 있을 것입니다. 이럴 때는 심부 체온을 다시 올리기 위해 두 번째 목욕을 고려해볼 수 있습니다. 예를 들어, 오후 6시에 귀가하여 바로 목욕을 하고 저녁 식사를 했더라도, 밤 12시에 잠들고 싶다면 밤 10시 이후에 다시 목욕을 하는 것입니다.

시간이 부족한 사람, 심신 모두 피로하여 욕조에 몸을 담그는 것이 귀찮은 사람, 원래 욕조에 몸을 담그는 것이 힘든 사람, 부상이나 건강 문제로 목욕을 할 수 없는 사람, 또는 집의 설비 문제로 인해 욕조 사용이 어려운 사람들은 샤워로 대체해도 괜찮습니다.

샤워기 헤드를 고정시키고, **목 뒤쪽에 약간 뜨거운 물을 약 10분 정도 지속적으로 뿌려주면 심부 체온을 올릴 수 있습니다.** 목 뒤에는 큰 동맥을 비롯해 많은 혈관이 모여 있어, 뜨거운 물을 뿌리면 혈액 순환이 좋아집니다. 이때, 목 옆의 움푹 들어간 부분을 엄지손가락으로 부드럽게 위아래로 마사지해주면 목 근육이 풀리고 몸이 이완되어 더 효과적입니다.

최근 연구에 따르면, **사우나를 이용하면 단시간 내에 깊은 수면을 취할 수 있을 뿐 아니라, 낮 동안의 졸음도 예방할 수 있다**는 결과가 발표되었습니다. 의학적 메커니즘은 아직 명확하지 않지만, 사우나에 들어간 사람들 중 약 75%가 수면 개선 효과를 경험했다고 합니다.

Routine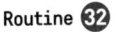

양말을 신고 자면
숙면하기 어려워진다

✳

추위를 잘 타는 사람들은 꽤 많습니다. 특히 여성의 경우 남성보다 근육량이 적고, 이에 따라 체내에서 생성되는 열량도 적어 체온이 낮아지기 쉽습니다. '이불에 들어가도 손발이 차가워서 쉽게 잠들 수가 없다'는 고민은 저도 자주 듣는 내용입니다.

사람이 잠에 들 때는 손발에서 열이 방출되어 심부체온이 낮아지며, 이로 인해 졸음이 촉진됩니다. 하지만 추위를 잘 타는 사람들은 혈액순환이 원활하지 않아 효율적으로 열이 방출되지 않습니다. 게다가 심부체온의 상하 변동 폭도 작아져, 졸음이 잘 찾아오지 않는 경향이 있습니다.

그래서 자주 언급되는 방법이 양말을 신고 자는 것입니다. 그 외에도 전기담요를 계속 켜놓거나, 발에 온수 주머니를 두는 등 직접적으로 손발을 따뜻하게 만드는 방법이 자주 사용됩니다.

하지만 이런 방법이 숙면에 도움이 될까요?

안타깝게도 답은 '아니요'입니다. 차가운 손발을 따뜻하게 하면 잠드는 것은 쉬워지지만, 대신 **체내 열이 제대로 방출되지 않아 깊은 잠에 들기 어려워집니다.** 아무리 잠들기 쉬워져도, 잠 자체가 얕아진다면 의미가 없습니다.

이불에 들어가기 전에 양말을 벗고, 전기담요나 온수 주머니는 졸음이 오기 시작하면 꺼버리거나 이불 밖으로 빼내야 합니다.

이와 같이 **외부에서 손발을 따뜻하게 만드는 방법보다는 몸 내부를 따뜻하게 하고 혈액순환을 촉진하는 것이 더 중요합니다.** 이를 위해 미지근한 물에 천천히 몸을 담그거나, 생강이나 고추 등 몸을 따뜻하게 만들어주는 음식을 섭취하거나, 혈액순환에 도움을 주는 영양제를 섭취하는 것이 훨씬 효과적입니다.

티셔츠나 운동복을 입고 자는 것은 금물

간편하게 입을 수 있는 티셔츠나 운동복을 잠옷으로 사용하는 사람도 많습니다. 하지만 수면 시 이상적인 복장으로는 적합하지 않습니다. **이상적인 수면복은 '잠을 자기 위해 제작된 의류'인 파자마(pajama)입니다.** 특히 아래의 조건을 충족하는 것이 가장 좋습니다.

✓ 흡습성

사람은 수면 중 땀을 통해 체온을 조절합니다. 잠을 자는 동안 상당히 많은 땀을 흘리게 되므로, 땀으로 인해 끈적이는 상태는 쾌적한 수면을 방해합니다. 따라서 잠옷의 흡습성은 매우 중요한 요소가 됩니다. 여름철에도 긴소매와 긴바지의 잠옷을 착용하는 것이 땀을 충분히 흡수할 수 있어 추천됩니다.

✓ 신축성

사람은 수면 중 여러 번 뒤척입니다. 뒤척이기 쉬운 잠옷과 수면의 질은 깊은 관계가 있으므로, 잠옷의 신축성도 중요합니다. 몸에 딱 맞거나 두꺼운 소재의 운동복이나 스웨트는 신축성이 적어 뒤척이기 어렵기 때문에 적합하지 않습니다. 흡습성도 함께 고려하면, 면을 주 재료로 하여 폴리우레탄 등이 추가된 잠옷이 이상적입니다. 또한, 한 사이즈 크게 선택하면 뒤척이기 더 편리해질 것입니다.

✓ 보온성

너무 추우면 잠들기 어려우므로, 특히 겨울철에는 체온을 유지하는 것도 신경 써야 합니다. 소재로는 보온 효과가 높은 실크 소재의 잠옷이 가장 좋습니다.

Routine 33

침실의 실내 온도를 확인하기

✳

신체 표면이 아닌 내장 등 내부의 체온을 의미하는 심부 체온. 심부 체온이 높아지면 신체 활동이 활발해지고, 낮아지면 졸음이 오는 것은 인간의 기본적인 메커니즘입니다.

이 심부 체온의 변동과 깊게 관련되어 있는 것이 바로 수면 호르몬인 멜라토닌입니다. 밤이 되면 멜라토닌이 많이 분비되어 심부 체온을 낮추고, 이와 함께 졸음이 찾아옵니다. 아침에 태양광을 받으면 뇌에서 분비를 멈추라는 신호를 보내 자연스럽게 잠에서 깨어나게 되며, 심부 체온은 상승하기 시작합니다. 그리고 낮 시간 동안에는 심부 체온이 높은 상태로 유지되는 것. 이것이 체온의 기본적인 리듬입니다.

이 **심부체온이 지나치게 낮아진 상태를 저체온증이라고 합니다.** 사실 실내에서도 이로 인해 사망하는 사례가 다수 발생합니다. 극단적으로 추운 방에 있으면 자신도 모르는 사이에 심부 체온이 낮아져 갑작스럽게 사망할 위험, 즉 '동사(凍死)'할 위험이 있습니다. 실내 온도 관리는 매우 중요한 사항입니다.

과거 여름철에는 에어컨 타이머를 설정해 수면 도중 꺼지게 하거나, 처음부터 에어컨을 사용하지 않고 선풍기만 사용하는 것이 상식이었습니다. 그러나 여름철 열대야가 많은 일본에서는 에어컨을 사용하지 않고 지내는 것이 위험합니다. 아무리 에어컨이 싫더라도, 수면 환경과 자신의 건강을 우선으로 고려하여 **열사병을 예방하고 쾌적한 수면을 취하는 것을 우선시해야 합니다.** 한여름에 에어컨을 끄고 자는 것은 자해 행위에 가깝다고 기억해 두시기 바랍니다.

에어컨의 적정 온도는 낮 시간보다 1℃ 높게 설정하는 것을 권장합니다. 그 이유는 수면 중에는 심부 체온이 낮 시간보다 1℃ 낮아지기 때문입니다. 또한, 여성은 온도 변화에 민감하므로 춥다고 느끼면 1℃ 더 높이는 것도 좋습니다.

겨울철에는 18℃ 전후로 설정하고 에어컨을 계속 켜 두는 것도 괜찮습니다.

하지만, 최근 전기요금 인상으로 인해 에어컨을 계속 사용하는 것에 부담을 느끼는 분들도 많을 것입니다. 이 경우, 방 전체의 온도를 조절하기보다는 **이불 속 온도를 쾌적하게 만드는 것이 좋습니다.**

'수면 환경'을 조절함으로써 수면의 질도 좋아집니다. 이불을 덮고 자는 경우, 일년 내내 이불 속 온도는 32~33℃, 습도는 45~55%를 유지하는 것이 이상적이라고 합니다.

예를 들어, 겨울철에는 침구 건조기로 따뜻한 바람을 넣거나, 전기담요 또는 온수 주머니로 이불 속을 따뜻하게 하는 것이 좋습니다. 특히, 뜨거운 물만 넣으면 되는 온수 주머니는 에너지 절약 측면에서도, 수면의 질 면에서도 매우 우수합니다. 잠들기 약 2시간 전, 목욕 시간에 맞춰 이불 속에 온수 주머니를 넣어 두면, 잠자리에 들 무렵 이불 속이 따뜻하게 데워져 행복한 기분으로 잠들 수 있습니다. 다만, 이러한 침구를 따뜻하게 만드는 도구들은 반드시 잠들기 직전에는 전원을 끄거나 이불 밖으로 꺼내도록 합시다. 그 이후로 이불 속 온도는 다소 내려가지만, 신체에서 열이 방출되기 때문에 자연스럽게 따뜻함을 유지할 수 있습니다. 이처럼 에너지를 절약하면서도 숙면을 위한 환경을 충분히 조성할 수 있습니다. 매일의 습관으로 만들어 보시길 추천드립니다.

Routine 34

'대(大)자' 자세로
체온을 원활히 방출한다

✳

심부체온을 낮추면 졸음이 오고, 심부체온을 의도적으로 조절하면 수면의 질이 향상된다는 점은 이미 언급한 바 있습니다. 따라서 잠들 때에도 이를 고려한 수면 자세를 취하는 것이 중요합니다.

구체적으로는, **'대(大)자 형태'로 눕는 자세가 가장 좋습니다.** 이 자세는 몸이 압박을 받지 않아 혈액 순환이 잘 되고, 손발 끝에서 열이 자연스럽게 방출되어 심부 체온을 낮춰줍니다. 손발을 상하좌우로 넓게 펼쳐 신체를 넓은 면으로 지지하기 때문에, 체온이 몸에 머무르기 어렵습니다. 반대로 손발을 몸에 붙인 자세로 잠들면 겨드랑이나 사타구니에 땀이 나기 쉬워 열이 갇혀버려 심부 체온이 잘 내려가지 않습니다.

잠든 동안에는 자세에 신경을 쓰기 어렵지만, 자려고 누운 순간만큼은 대자 형태로 눕는 자세를 의식해보세요. 참고로 혈액 순환을 더욱 좋게 하기 위해 발 아래에 쿠션을 두고 약간 발을 올리는 것도 좋은 방법입니다.

대자 자세에 국한된 이야기는 아니지만, 하늘을 보고 바르게 눕는 자세는 위산 역류와 같은 소화기 트러블이 발생할 가능성도 낮아집니다.

다만, 코를 자주 고는 사람이나 수면 무호흡증이 있는 사람, 또는 그 징후가 보이는 사람은 예외입니다. 바르게 눕는 자세는 기도가 좁아질 수 있으므로, 옆으로 눕는 자세가 더 적합합니다. 무엇보다도 호흡이 편안한 자세를 유지하는 것이 중요합니다.

코골이가 걱정된다면 수면 자세를 바꿔본다

코골이는 공기가 목이나 코 등의 기도가 좁아진 부위를 무리하게 통과할 때 나는 소리로, 물리적인 현상입니다. 선천적으로 턱뼈가 작은 사람, 혀나 목젖이 큰 사람, 편도선이 잘 붓는 사람은 기도가 좁아지기 쉬워 코골이를 잘 하며, 여기에 비만이 더해지면 증상이 더욱 심해집니다. 체중이 증가하면 신체 곳곳에 지방이 축적되는데, 목(기도) 주변에도 지방이 쌓이기 때문입니다.

코골이를 치료하려면 기도를 넓히거나, 기도가 좁아지지 않도록 예방하는 것이 필요합니다. 이를 통해 증상을 완전히 치료하지 못하더라도 반드시 개선 효과를 볼 수 있습니다. 그러나 체형이나 체질은 즉시 바꾸기 어렵습니다.

당장 할 수 있는 가장 간단한 방법은 **잠들 때 옆으로 눕는 것입니다.** 수면 중에는 전신의 근육이 이완되는데, 바르게 누운 자세에서는 이완된 혀가 목 뒤로 떨어지는 설근침하(舌根沈下) 현상이 발생하여 기도가 더욱 좁아질 수 있습니다. 그러나 옆으로 누우면 설근침하가 발생하기 어렵기 때문에, 코골이 횟수와 소리가 현저히 줄어드는 경향이 있습니다.

저는 지금까지 옆으로 눕는 자세만으로 코골이가 극적으로 개선된 사례를 많이 보았습니다. 옆으로 눕는 수면 자세는 코골이의 특효약이 될 수 있습니다. **잠든 후에는 자세를 유지하기 어렵기 때문에, 바디 필로우를 활용하는 것이 좋습니다.** 이를 통해 수면 중에도 무의식적으로 옆으로 눕는 자세를 유지하기 쉽습니다.

그 외에도, **입이나 코에 붙이는 의료용 테이프도 효과적입니다.** 코골이는 주로 입으로 숨을 쉬는 경우 발생하기 쉬운데, 이러한 테이프를 사용하면 코로만 숨을 쉬도록 유도할 수 있습니다.

다만, 코골이에 무호흡 증상이 동반될 경우, 이는 수면무호흡증후군일 가능성이 있습니다. 이런 경우, 앞서 언급한 방법은 본격적인 치료를 시작하기 전까지의 임시 방편으로만 활용하시기 바랍니다.

Routine 35

자기 전 '담배 한 모금'이 뇌를 각성시킨다

✳

담배는 건강에 해롭습니다. 하지만 애연가나 헤비 스모커들은 '해롭다는 건 알지만, 끊을 수 없다. 끊으면 오히려 스트레스가 쌓인다'라고 입을 모아 말합니다. 백해무익한 담배는 수면에도 악영향을 미칩니다.

그 주범은 바로 담배에 포함된 니코틴입니다. **니코틴은 각성 작용을 가지고 있어서, 흡연하면 정신이 또렷해집니다.** 그리고 그 효과는 약 1시간 지속됩니다. 따라서, 잠들기 전에 담배를 피우는 것은 좋지 않습니다. 실제로, 흡연자는 비흡연자에 비해 수면 장애 위험이 2배 높고, 낮 동안 졸음을 느끼는 빈도 역시 동일하게 2배라는 조사 결과도 있습니다. 그중에는 잠든 동안 무의식적으로 몸이 담배를 원해 깨는 사람도 있다는 점에서 문제가 심각합니다.

담배를 피운다 → 잠들기 어려운 체질이 된다 → 수면 부족이 된다 → 낮에 졸음이 쏟아진다 → 졸음을 쫓기 위해 담배를 피운다 → 더 잠들기 힘든 몸이 된다 → 밤중에 깨서 담배를 피운다 → 건강을 해칠 뿐 아니라 업무 성과도 떨어진다…… 이런 악순환에 빠질 각오를 해야 합니다.

또한, 겨우 잠들었다 하더라도 코골이와 같은 문제도 무시할 수 없습니다. 1994년 미국 연구팀은 '흡연자는 비흡연자에 비해 코골이 발생률이 2.29배 높고, 흡연량이 많을수록 코골이가 발생하기 쉽다'는 조사 결과를 발표했습니다. 그 이유로는, 과도한 흡연이 만성적인 기도 염증을 일으키기 쉽고, 수면 중에 체내 니코틴 농도가 높아지면서 코 막힘(구강 호흡)을 유발하기 쉽기 때문이라고 합니다.

더욱 무서운 점은, **흡연자 주변의 가족들도 코골이 발생률이 높아지는 경향이 있다**는 사실이 이 연구를 통해 밝혀졌다는 것입니다. 간접흡연으로 인해 코골이 체질이 되는 것입니다.

저녁에 소화가 잘 되지 않는 음식을 먹으면 몸이 쉬지 못한다

수면의 질을 높이기 위해서는 어떤 저녁 식사가 좋을지 고민될 겁니다. 저녁 식사는 트립토판이나 GABA가 풍부하고, 동시에 '교감신경을 되도록 자극하지 않는 메뉴'가 좋습니다.

부교감신경이 우세하여 몸이 편안하게 릴랙스된 상태를 유지하는 것이 좋은 수면으로 이어지는 비결입니다.

이런 관점에서 피해야 할 음식은 바로 '소화가 잘 되지 않는 음식'입니다. 기름진 요리나 딱딱한 음식을 먹으면 교감신경이 자극받습니다. 그리고 소화가 끝나서 위장이 쉴 수 있을 때까지 시간이 걸립니다. 저녁 식사로 햄, 소시지, 스테이크 같은 고기류가 먹고 싶어질 수 있지만, 이는 수면에 매우 부정적인 영향을 미칩니다.

반대로, **점심에는 부적합했던 전골 요리는 저녁에는 매우 적합합니다.** 따뜻하고 익힌 음식이기 때문에 소화가 잘 되고, 심부체온이 금방 올라가 잠자리에 들 때 졸음을 자연스럽게 유도합니다.

그리고 저녁 식사와 뗄 수 없는 관계인 술에 대해 이야기해보겠습니다. 하루를 마무리하며 술 한 잔을 즐기는 사람들이 적지 않을 텐데요. 취침 전의 술은 좋지 않지만, 저녁 식사 시간대라면 술을 즐기셔도 문제 없습니다.

눈의 피로를 풀어주는 재료를 사용한 메뉴도 추천합니다. 가지나 검은깨를 사용한 요리는 눈의 피로에 효과적인 안토시아닌을 섭취할 수 있게 해줍니다. 비타민 A가 풍부한 당근이나 달걀, 비타민 B군이 많은 바지락이나 재첩을 활용한 요리를 먹는다면, 수면의 효과와 더불어 다음 날 아침을 상쾌하고 기분 좋게 시작할 수 있을 것입니다.

Routine 36

40세가 넘으면
수면 습관을 완전히 바꿔라

✳

수면 호르몬인 멜라토닌은 나이가 들수록 분비량이 감소합니다. 이는 곧 '잠들기 어려워진다', '깊은 잠을 자기 어렵게 된다'는 것을 의미합니다. 멜라토닌 분비량은 사춘기에 들어가기 전인 9~10세 정도에 가장 많고, 20세 전후가 되면 그 절반 수준으로 감소하며, 30세 전후에는 4분의 1, 40대에 접어들면 6분의 1 이하로 줄어들게 됩니다. 게다가 생체 시계도 나이가 들면서 점차 흐트러지기 쉽습니다. 따라서 **40세 이후에는 멜라토닌 감소를 보충하고, 생체 시계를 조정하기 쉬운 생활 리듬을 유지할 것.** 이 두 가지가 질 높은 수면과 상쾌한 아침을 맞이하는 데 필수적입니다.

또한, 수면 무호흡증후군에 걸리면, AGA(남성형 탈모증)의 위험이 높아집니다. 그 핵심은 혈액순환에 있습니다. 수면 무호흡증후군에 걸리면 체내에 산소가 충분히 공급되지 않아 혈액 순환이 나빠집니다. 그 결과, 체내 세포나 조직의 활성화가 둔해질 뿐만 아니라, 모발에 필요한 영양소가 제대로 전달되지 못하게 됩니다. 게다가 혈액 순환 장애는 남성호르몬 균형의 불균형을 초래합니다. 그 결과, 머리카락이 점점 약해지고 결국 빠지게 되는 것입니다.

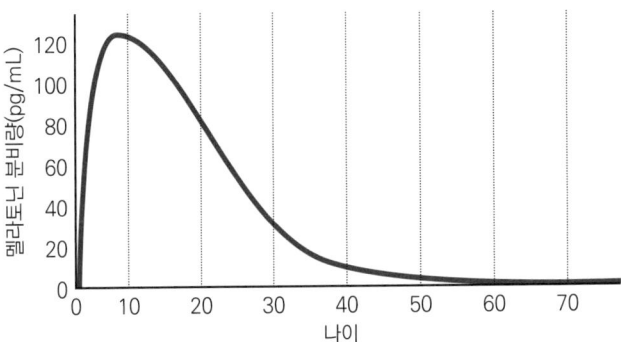

멜라토닌 분비량은 사춘기에 들어가기 전인 9~10세 정도에 가장 많고, 20세 전후가 되면 그 절반 수준으로 감소한다. 고령자는 극히 소량만 분비된다.

그림 6-1. 나이와 멜라토닌의 분비량의 관계

또한, 수면 무호흡증후군 환자가 발기부전(ED)에 걸릴 확률이 높다는 사실도 의학 연구를 통해 밝혀졌습니다. 이 역시 원인은 혈액순환 장애에 있습니다. 무호흡으로 인한 산소 부족이 저산소혈증을 유발하고, ED를 악화시키는 것입니다. 게다가 일부 ED 치료제를 복용하면 수면 무호흡증후군 증상이 악화될 수 있어 주의가 필요합니다.

수면의 질을 높이는 생활 패턴

지금까지 왜 숙면이 중요한지, 그리고 이를 위해 어떤 행동을 습관화해야 하는지에 대해 말씀드렸습니다.

마지막으로, 제가 생각하는 '수면의 질을 높이는 생활 패턴'을 소개하겠습니다. 내일부터 당장 모든 생활 습관을 바꾸는 것은 어려울 수 있습니다. 하지만 할 수 있는 부분부터 조금씩 시도해 보시길 바랍니다.

표 3-1. 생활 패턴 제안

7시 기상
햇빛을 쬔다.
휴일에도 평일과 같은 시간에 일어난다.

8시 아침 식사
[기상 후 1시간 이내 아침 식사]
물, 두유, 된장국만이라도 먹는다.

10시 출근

> 낮 동안 교감신경을 충분히 활성화시킨다.

12시 점심 식사
[정해진 시간에 점심]
회의가 있을 경우, 미리 주먹밥이나 샌드위치 같은 가벼운 식사를 한다.

15시
졸리면 30분 정도 낮잠을 잔다.

17시
블루라이트 차단하기.
PC와 스마트폰 화면을 어둡게 설정한다.

18시 산책
통근 시 20분 정도 걷는다.
시간이 없으면 아침이나 저녁 식사 후에도 가능하다.

19시 저녁 식사
샐러드, 수프 등을 섭취하여 균형 잡힌 식사를 한다.
[편의점이나 밝은 곳에서의 장시간 머무는 것은 금지]
[귀가 후에는 방을 어둡게]

21시
목욕을 하고, 이불 속에 온수 주머니를 넣는다.
자율신경을 조절한다.
- 명상, 복식호흡
- 이메일 확인 등은 최대한 자제

> 긴장 상태에서 이완 상태로 전환한다.

23시~24시 취침
정해진 시간에 잔다.
밤샘은 금물.
수면 부족을 느끼면 빨리 잠자리에 든다.

One Point!

완벽하게 지키지 못해도 부담을 느끼지 말고, 가능한 범위에서 실천한다.
무분별한 PC, 스마트폰 사용을 되도록 피한다.

맺음말

✴

현재는 수면 전문의로서 환자분들, 사업가, 운동선수들의 수면 문제를 해결하기 위해 노력하고 있는 저도, 사실 과거에는 쉬는 것을 매우 어려워했습니다.

항상 머릿속에 다양한 아이디어가 떠올라 무리를 했었습니다. 이미 일정이 가득 차 있음에도 불구하고 새로운 일이 들어오면 거절하지 못하고 수락해버리곤 했습니다.

이메일은 즉각적으로 답변해야 직성이 풀리고, 쉬는 날에도 마음이 불안했습니다. 심지어 수면 전문의임에도 불구하고 정작 제 자신이 제대로 쉬지 못하고 있었던 겁니다.

이런 상태로는 눈앞의 일에 집중할 수 없다고 느꼈고, 위기감을 느낀 끝에 결국 이 책에서 소개한 습관에 도달하게 되었습니다. 우리는 단 한 번뿐인 인생을 여행하는 여행자와 같습니다. 여정의 종착점에 도착했을 때, 그 여정이 만족스러운 여행이었다고 느끼려면, 좋은 수면을 취하고 충만한 기분으로 매일을 살아야 한다는 것을 깨달았습니다.

최근에는 '스마트폰 뇌'나 '뇌 피로'라는 말이 일반적으로 사용되고 있습니다. 사람은 누구나 스마트폰과 거리를 두거나, 지나치게 예민한 성격을 단번에 바꾸기는 어렵습니다. 하지만 습관화만 된다면 무리 없이 행동을 변화시킬 수 있습니다. 이 책의 마지막에는 매일 보면 숙면에 도움이 되는 조언들도 수록되어 있으니, 꼭 자신에게 맞는 방법을 찾아 활용해 보시기 바랍니다.

세상에는 아름다운 것들과 설레는 일들이 넘쳐납니다. 피곤에 찌들어 있기에는 아깝습니다. 모두가 매일 숙면을 취하고, 생기 넘치는 모습으로 자신의 능력을 최대한 발휘할 수 있는 세상이 된다면, 이보다 더 멋진 일은 없을 것이라고 믿습니다.

누구에게나 수면이 필요하기 때문에, 수면을 바꾸면 사람이 바뀔 수 있습니다.

이 책이 스트레스가 만연한 사회를 '잘 살아내기' 위한 도움이 되길 진심으로 바랍니다.

시라하마 류타로

매일 잠들기 전에 되새겨보는
숙면을 위한 10가지 메시지

✳

① 수면을 방해하는 요소들을 하나씩 제거하고
비행기처럼 착륙을 준비하도록 합시다.

② 대부분의 정보는 지금 보지 않아도 괜찮습니다.
내일의 나를 믿고 마음의 혼란을 내려놓으세요.

③ 당신의 몸에는 태어날 때부터 수면과 각성을 조절하는
생체 시계의 리듬이 갖춰져 있습니다.

④ 라벤더나 커피 향이 잠을 부릅니다.
마음을 안정시키는 향기를 상상하는 것만으로도 효과가
있습니다.

⑤ 깊게 숨쉬며 발목 스트레칭을 해보세요.

혈액 순환이 개선되어 심부 체온이 내려갑니다.

6 이불 속에 들어가기 전 양말은 벗으세요.
추운 날은 목욕이나 식사로 몸 안부터 데워두는 편이 좋습니다.

7 푹 자면 면역력이 향상되어 바이러스에 맞설 수 있는 튼튼한 몸이 됩니다.

8 생각이 많아지는 밤에는 걱정과 고민을 하나씩 적어내려가 보세요.

9 눈가를 따뜻하게 데우면 긴장이 풀리며 자연스럽게 잠들 준비가 됩니다.

10 잠자리에 늦게 들어도 이번 주 중 어느 하루 1~2시간 더 자면 괜찮습니다.

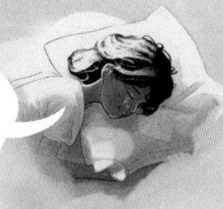

안녕히 주무세요.

시라하마 류타로
白濱龍太郎 (しらはま・りゅうたろう)

쓰쿠바대학교 졸업, 도쿄의과치과대학교 대학원 통합호흡기학 과정 수료(의학박사). 공립 종합병원 수면센터장을 거쳐, 2013년 'RESM 신요코하마 수면·호흡 메디컬 케어 클리닉'을 설립. 지금까지 약 2만 명의 수면 문제로 고민하는 사람들을 치료해 왔다.

저자 역시 일과 휴식을 전환하는 데 서툴렀던 과거를 통해, 수면이 낮 동안의 활동에 얼마나 큰 영향을 미치는지를 실감하고, '수면 투자'라는 개념을 전파하고 있다.

의료분야뿐만 아니라, 일본 마이크로소프트, 필립스 재팬 등 세계적인 기업에서 강연을 하였으며, 도쿄 올림픽에서는 선수촌에서 선수들을 지원하는 등 비즈니스 및 스포츠계에서도 높은 신뢰를 받고 있다.

현재 게이오기주쿠대학교 특임 준교수(准教授), 국립 후쿠이대학교 객원 조교수, 무사시노학원대학교 객원교수, 일본 올림픽위원회(JOC) 강화 스태프, 하버드대학교 공중보건대학원 객원연구원 등을 역임하고 있다.

저서로는 <누구나 쉽게 숙면할 수 있는 방법>, <코골이를 스스로 고치는 방법>(아스콤) 등 다수가 있으며, <세계에서 가장 듣고 싶은 수업>(니혼TV), <메자마시TV>(후지TV), <하야시 오사무의 지금이야! 강피ン>(TV 아사히) 등 다양한 미디어에도 출연하고 있다.

피곤한 하루를 끝내지 못하고 있는 당신에게

숙면하는 습관

첫째판 1쇄 인쇄 | 2025년 10월 13일
첫째판 1쇄 발행 | 2025년 10월 24일

지 은 이 시라하마 류타로
옮 긴 이 김성혁
발 행 인 장주연
출 판 기 획 김도성
책 임 편 집 이민지, 이은혜
편집디자인 김영준
표지디자인 김영준
마 케 팅 박예진
발 행 처 군자출판사(주)
　　　　　등록 제4-139호(1991. 6. 24)
　　　　　본사 (10881) 파주출판단지 경기도 파주시 회동길 338(서패동 474-1)
　　　　　전화 (031) 943-1888　　팩스 (031) 955-9545
　　　　　홈페이지 | www.koonja.co.kr

GUSSURI NEMURU SHUKAN by Ryutaro Shirahama
Copyright © 2023 Ryutaro Shirahama
All rights reserved.
Original Japanese edition published by ASCOM INC.
This Korean language edition is published by arrangement with ASCOM INC., Tokyo
in care of Tuttle-Mori Agency, Inc., Tokyo, through A.F.C. LITERARY AGENCY, Korea.

본서는 저자와의 계약에 의해 군자출판사(주)에서 발행합니다.
본서의 내용 일부 혹은 전부를 무단으로 복제하는 것은 법으로 금지되어 있습니다.
www.koonja.co.kr

* 파본은 교환하여 드립니다.
* 검인은 저자와의 합의 하에 생략합니다.

ISBN 979-11-7068-348-3
정가　20,000원